Juliane Koch & Ömer Humbaraci

Erfolgsorientierte Rückenschule

Eine bahnbrechende Methode

Das Buch

Ein Unfall - cin Einfall? Dieses Buch präsentiert ein wirkliches Ei des Kolumbus in Sachen Rückenschule. Sie erfahren hier, wie eine ominöse Operationsprognose einen kreativen kurativen Schub hervorruft, der dann in eine erstaunlich schnelle Genesung mündet. Alle Trainingsformen sind Ergebnis eines Wissens aus erster Hand.

Die Autoren

Die Autoren gründeten 1993 das gemeinnützige „European Institute for T'ai Chi Studies e.V." (EUROTAICHI) in Hamburg. Sein vorrangiger Zweck ist es, der modernen Denkweise einen Zugang zu den praktischen Aspekten alter chinesischer Weisheit zu ermöglichen. Studien über spezifische chinesische Traditionen werden im Lichte heutiger wissenschaftlicher Kenntnisse und Bedürfnisse durchgeführt.

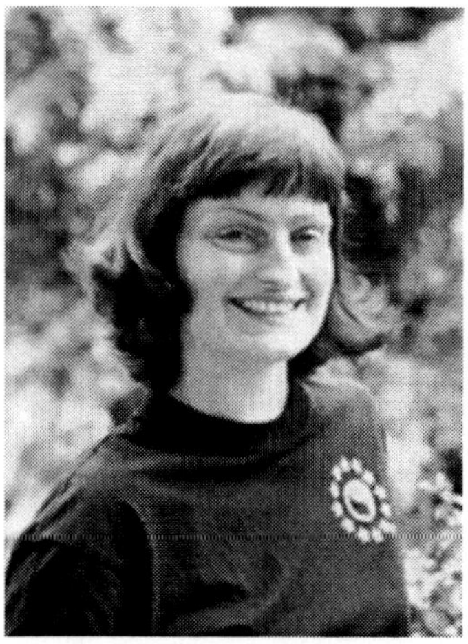

Juliane Koch ist 2. Vorsitzende des Instituts. Sie ist Heilpraktikerin und Sinologin. Außerdem studierte sie Turkologie, Wirtschafts- und Sozialgeschichte, Deutsche Sprache und Politikwissenschaft. Seit 1983 beschäftigt sie sich intensiv mit Taijiquan, Qigong, Shayuquan und ist Shayuquan Trainerin 6. Grades. Sie absolvierte eine 2- jährige Grundausbildung in klassischer Homöopathie und traditioneller chinesischer Medizin (Tuina-Massage, Kräutermedizin und Gesichtsfarbdiagnostik). Sie entwickelte zusammen mit Ömer Humbaraci „Qi-Flow Training"; „Bolang Qigong"; „Dynamische Augenentspannung" durch selbstentwickeltc „Opto-Puzzles"; „Wobbling" - eine a-rhythmische Tiefenentspannungsmethode und die Erfolgsorientierte Rückenschule.

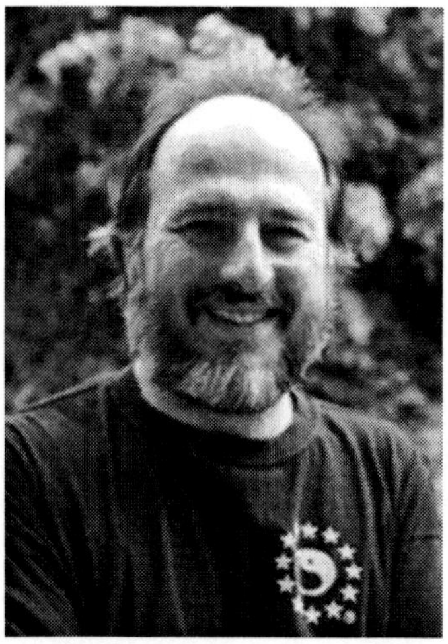

Ömer M.K. Humbaraci ist 1. Vorsitzender & Haupt-Instruktor des Instituts, in dem er das Shayuquan „Hai Faust" Taiji entwickelt hat. Der Pionier des Taijiquan lebt seit 1978 in Norddeutschland. Mehr als 44 Jahre praktizierte er unterschiedliche orientalische und westliche Kampfkünste, besonders Wado-Ryu Karate, Taijiquan, freies Fechten und „Inneres Boxen". Er studiert alternative Heilmethoden und entwickelt neue, die auf dem Nutzen der Schwerkraft und der Atmung basieren. Er ist Architekt, Designer, freier Journalist, Autor, Taucher, Fotograf und Forscher. Zusammen mit Juliane Koch arbeitete er an einer praxisorientierten Übersetzung aus dem klassischen Chinesischen der Hauptschrift des Taijiquan, die „Abhandlung über die Lange Faust". Er lehrt heute in Hamburg, Berlin, Rom, Florenz und Venedig. Er spricht fließend Deutsch, Englisch, Französisch, Italienisch, Spanisch und Türkisch.

Erfolgsorientierte Rückenschule
Eine bahnbrechende Methode

von

Juliane Koch & Ömer Humbaraci

Bibliografische Information Der Deutschen Bibliothek:
Die Deutsche Bibliothek verzeichnet diese Publikation in
der Deutschen Nationalbibliografie;
detaillierte bibliografische Daten sind
im Internet über http://dnb.ddb.de abrufbar.

Wichtiger Hinweis

Dieses Buch wendet sich sowohl an Menschen, die Rückenbeschwerden vorbeugen wollen, als auch an jene, die an Rückenschmerzen aufgrund von Haltungsfehlern und muskulären Verspannungen leiden.

Jeder Leser ist aufgefordert, in eigener Verantwortung zu entscheiden, ob und inwieweit er die Bewegungsformen anwenden kann. Wer sich dessen unsicher ist, sollte seinen Hausarzt oder einen Facharzt um Rat fragen.

Die Informationen und Bewegungsformen wurden von den Autoren nach besten Wissen und Gewissen erarbeitet und sorgfältig geprüft. Dennoch kann eine Garantie nicht übernommen werden.

Die Autoren übernehmen keine Haftung für etwaige Personen-, Sach- und Vermögensschäden, die sich aus dem Gebrauch oder Missbrauch der in diesem Buch dargestellten Informationen und Bewegungsformen ergeben.

Erscheinungsjahr: 2003
Erscheinungsort: Hamburg
Umschlaggestaltung und Fotos: Ömer Humbaraci, Hamburg
Kalligraphien und Layout: Juliane Koch, Hamburg
Anatomische Abbildungen aus: Images of the Human Body, 1999.
Herstellung: Books on Demand GmbH, Norderstedt.
ISBN 3-8334-0168-0

Inhalt

Der Beginn

Vergessen Sie Ihren Rücken!

Ausgerechnet ein Unfall gab den Anstoß für diese außergewöhnliche Rückenschule. Ich wollte eine 25 kg schwere Bücherkiste von einem 1,70 m hohen Schrank holen. Ich griff sie ungeschickt, sie rutschte mir weg und ich machte eine plötzliche Verdrehung des Rumpfes, um sie wieder aufzufangen. Vor Schreck stockte mir der Atem.

Das war mein Verhängnis: Atemlosigkeit.

Erst nach Stunden bekam ich bohrende Schmerzen im Rücken. Sie wurden so schlimm, dass ich mich nicht mehr aufrichten konnte und auf allen Vieren kriechen musste. Mein Hausarzt besuchte mich zu Hause und verordnete mir starke Schmerzmittel: sie brachten keine Erleichterung. So überwies er mich zu einem Schmerzspezialisten, der einige chiropraktische Griffe anwendete: die Schmerzen wurden noch schlimmer! So überwies er mich zu einem Radiologen. Die Computertomographie zeigte einen eindeutigen Bandscheibenvorfall im Lendenbereich (L5 / S1): die Katastrophe.

Der Schmerzspezialist sprach bereits von einer Operation, sollte sich ein Bandscheibenvorfall wiederholen. Er spritzte mir ein starkes Schmerzmittel in den Lendenbereich und entließ mich mit den Worten: „Die Spritze wirkt bereits nach einer halben Stunde. Allerdings müssen sie mit einer Genesungszeit von 4-6 Monaten rechnen. Schonen sie sich in den nächsten Wochen: tragen sie überhaupt nichts, und bewegen sie sich so viel wie möglich. Wenn sie müde sind, versuchen sie zu liegen, anstatt zu sitzen."

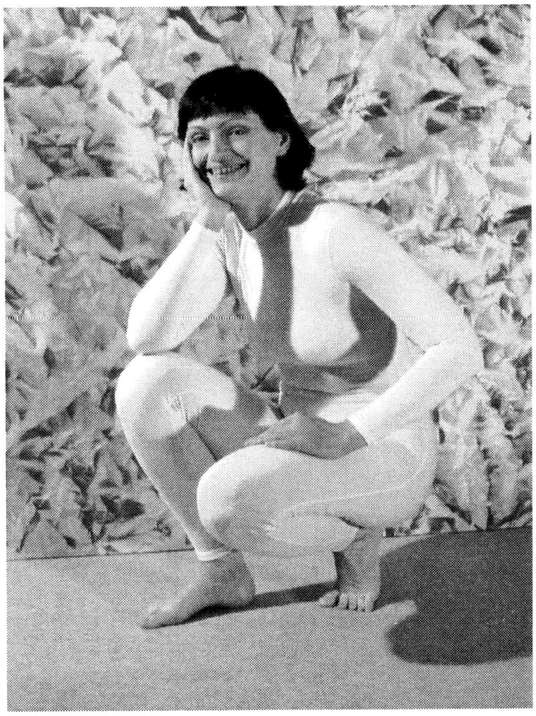

Geistig und körperlich völlig erschöpft, schleppte ich mich nach Hause und fiel niedergeschmettert auf das Sofa. Die schmerzlindernde Wirkung der Spritze blieb völlig aus, auch am darauffolgenden Tag! Ich war von Zweifeln zerfressen, denn ich wollte nicht noch stärkere Schmerzmittel nehmen. So begann ich meine harten, verspannten Rückenmuskeln im Liegen zu trainieren: *anspannen - lösen - anspannen* in mehreren Intervallen. Meine Schmerzen verschlimmerten sich noch mehr: so ging's nicht.

Ein quälender Rücken kann regelrecht faszinieren: letztlich schreit er die eigene Welt ziemlich laut an. Die Psyche assoziiert die Idee, den Rücken zu bewegen, mit Anstrengung und Sorge. Die instinktive Schonhaltung schränkt Bewegungsmöglichkeiten ein. Muskeln verkrampfen sich, und Schmerzen scheinen sich auf Dauer im eigenen Leben wie Plagegeister installieren zu wollen. Jeder Versuch, sich mit Schmerzstellen direkt auseinander zusetzen, wird als zusätzliche Qual empfunden.

In meiner Regungslosigkeit sah ich mich schon an einen Rollstuhl gefesselt. Fast ein halbes Jahr Genesungszeit, für den Schaden, der eine fallende Bücherkiste mir in Bruchteilen von Sekunden zufügte! Absolut unakzeptabel: drei Wochen später wollte ich auf der Piazza Navona in Rom mit meinem Lebensgefährten einen Espresso genießen.

Not macht erfinderisch

So tat ich das, was jeder in einer aussichtslosen Situation tut: denken! Ich begann alles was ich bisher über Rückenschmerzen, Rückenschulen, Rückengymnastik, alternative Behandlungsmethoden zu wissen glaubte, in Frage zu stellen. All' das, was ich als Heilpraktikerin gelernt und erfahren hatte, konzentrierte sich plötzlich auf eine Frage: „Wie komme ich aus dieser Klemme heraus?"

Nach vielem Besinnen sah ich einen Weg aus meiner Lage: das Yin - Yang Synergie-Prinzip, Grundlage der traditionellen chinesischen Medizin. Einfach formuliert, lautet es: „*Wenn Yang quält, dann vergesse es und kümmere dich um Yin: so wird Yang auf natürliche Weise erleichtert werden.*"

Dieses Prinzip wendete ich nun folgendermaßen an: ich ließ die von Schmerz erstarrten Rückenmuskeln einfach in Ruhe. Ich konzentrierte mich nur auf die sogenannten Gegenspieler und beschäftigte mich intensiv mit ihrer Funktion.

In einer ersten Phase - auf dem Rücken liegend - studierte ich in Anatomiebüchern die Abbildungen der Muskeln des Vorderrumpfes und merkte mir ganz genau ihre Lage. Ich tat dies, weil ich bestimmte Muskeln gezielt aktivieren und andere in Ruhe lassen wollte. Nach einiger Zeit brauchte ich sie mir nur vorzustellen und ich fühlte, wie sie sich leicht regten. Ich wusste, dass so eine Visualisierungstechnik eine ideomotorische Stimulierung der Muskeln bewirkt. Es entstehen mikroskopische Muskelkontraktionen, die mittels Elektromyographie aufgezeichnet werden können.

Dazu eine Anekdote:

der Einfall, mit ideomotorischen Bewegungen anzufangen, kam mir, nachdem mein Freund mir ein Transistorradio auf den Lendenbereich legte. Er deckte es mit Kissen zu, um die Lautstärke im Raum so weit wie möglich zu dämpfen. Es lief gerade das Brandenburgische Konzert Nr. 3 G-dur von J.S. Bach, und mein Freund brachte das Radio auf volle Lautstärke und sagte mir: „Höre das mit deinen Lenden!" Wir versuchten alles mögliche - nichts war uns zu exzentrisch! Nach einer Weile spürte ich die Musik in meine Knochen und Muskeln eindringen und sie leicht in Schwingungen versetzen. Ich war angenehm überrascht, als ich merkte, wie die Schmerzen allmählich nachließen.

Wir sprachen danach darüber, und es wurde mir einiges klar. Ich konnte das Konzert kaum mit den Ohren hören, und meine Wahrnehmung konzentrierte sich ganz und gar auf die feinen Schwingungen im Lendenbereich. Die Art der Musik spielte eine große Rolle in der Erhöhung meiner Wahrnehmung. Wären es regelmäßige Frequenzen gewesen, hätte ich mich gelangweilt und nicht eifrig zugehört. Diese Erfahrung trug später dazu bei, Musikstücke unterschiedlicher Richtungen von Klassik bis Pop, in meinen Kursen und Seminaren einzusetzen.

In einer zweiten Phase schloss ich die Augen, um mich besser zu konzentrieren. Im Hintergrund lief Musik ... Ich stellte mir Muskelbereiche der Brust und des Bauches vor, die sich wie blaue Meereswellen bewegten. Diese Tätigkeit beschäftigte mich so sehr, dass sich die Schmerzen im Rücken von Stunde zu Stunde merklich reduzierten. Die sehr feine Steuerung der Vorderrumpfmuskeln hatte eine erlösende Wirkung auf deren Gegenspieler im Rücken, die sich durch die Schutzhaltung versteinert hatten.

Bereits nach einem halben Tag war ich so überrascht von den positiven Ergebnissen, dass ich es wagte, aufzustehen. Als ich die ersten Gehversuche unternahm, befürchtete ich nur, dass die Schmerzen mich wieder wie ein Schlag treffen würden.

Die Furcht war sicher da, die Schmerzen jedoch waren sehr gering! So ließ ich definitiv meinen lädierten Rücken in Ruhe. Ich begann systematisch die Bewegungskoordination von Brust, Bauch und Beinen zu verfeinern. Dadurch gelang es mir, meine Shayuquan (*Hai Stil Taijiquan*) Formen wieder vorsichtig zu üben - und dabei einen größeren Bewegungsreichtum zu entwickeln als zuvor!

Nur 18 Tage brauchte ich zur vollständigen Genesung, statt 4 bis 6 Monate! Wenn das kein Erfolg ist. Ich hatte meine ursprüngliche Aktivität wiedererlangt und nicht nur das: all' meine Bewegungen waren sogar effizienter, leichter und geschmeidiger geworden. Heute erfreue ich mich eines gesunden, geschmeidigen Powerrückens.

Der Beginn einer Entwicklung

Nach diesem unerwarteten Gelingen entschloss ich mich, meine Erfahrungen zu einer präventiven Methode zu entwickeln. Der Grund liegt auf der Hand: der körperliche Zustand, der meinen Unfall begünstigte, trifft auf fast 80 % der deutschen Bevölkerung zu. Es ist ein Mangel an Koordination von Atem- und Rückenbewegung, der meistens durch langes Sitzen mit vorgeneigtem Kopf und passives Stehen verursacht wird. Dieser Mangel kann blitzartige oder heimtückische Folgen mit sich ziehen, unter anderem eine geschwächte Kon-

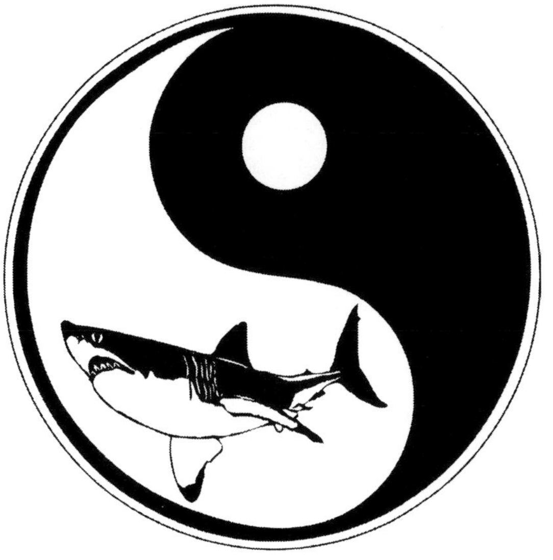

Shayuquan Emblem

stitution und eine steife oder verkrümmte Wirbelsäule - ein allzu bekannter Zustand von Stadtbewohnern.

Ich entwickelte die Methode zusammen mit Ömer Humbaraci, Gründer des gemeinnützigen European Institute for T'ai Chi Studies. e.V. (EUROTAICHI).

Seine tiefen Kenntnisse der Inneren Kampkünste waren sehr hilfreich. Diese Künste verdanken ihre manchmal erstaunliche Wirkung weniger der Muskelkraft, sondern eher einer anspruchsvollen Bewegungskoordination, wobei die Atmung die Hauptrolle spielt.

Zudem kamen uns gemeinsame kritische Studien konventioneller Rückenschulen, Erkenntnisse aus der funktionalen Anatomie, der Biokinematik nach Dr. Packi, der Bionik, der Newtonschen Physik und der Physiologie zugute.

Worauf viele nicht achten

Wenige wissen, dass die häufigsten Ursachen von Rückenbeschwerden verkürzte Muskeln im Vorderrumpf sind. Hinzu kommt eine erhebliche Einschränkung der Atmungsfunktion, bzw. des

Zwerchfells durch Arbeitsbedingungen. Verkürzte Fuß-, Bein- und Beckenmuskeln haben ebenfalls einen negativen Einfluss auf den Rücken. Hinzu kommen Sitzgewohnheiten in der Schule, beim Studium, im Büro und ineffiziente Bewegungsabläufe bei körperlicher Arbeit - und leider auch beim Sport!

Unsere Erkenntnisse sollten nun in einer für alle Menschen zugänglichen Art und Weise verbunden werden. Dies fiel uns leicht, denn das ist der Zweck unseres European Institute for T'ai Chi Studies e.V. Wir waren geübt in der Kunst, verschiedene Wissensbereiche und Künste zu nützlichen Techniken zu synthetisieren.

Das Konzept für ein Allround- Bewegungstraining wurde innerhalb eines Jahres entwickelt. Es wurde dann in Kursen erfolgreich getestet und weiterentwickelt, mit Teilnehmern die unter chronischem Bewegungsmangel litten und auch Sportlern, die einseitig trainierten.

Die Kombination von abwechslungsreicher Musik und Bewegungsformen spricht Kinder und Jugendliche sehr gut an. Diese Altersgruppe weist häufig Haltungsfehler durch Leistungsport, Schulbank drücken, Computerspiele und Fernsehen auf.

Das Training ist bewusst mit dem Ziel konzipiert worden, eine heitere Atmosphäre zu schaffen: Es darf nicht eine Sekunde langweilig werden! Übungen im Stillen wechseln sich ab mit Übungen bei Klängen von klassischer Musik, Jazz, Rock und Pop.

Hier und da werden einige theoretische Aspekte erläutert und anhand anatomischer Abbildungen illustriert. Gegen all' unsere Erwartungen wurden diese theoretischen Ansätze erstaunlich gut aufgenommen, was auf einen starken Wissensbedarf hindeutet. Sehr wirksame Bewegungsformen prägen sich ohne Anstrengung ein: die höchste Form der interessierten Konzentration. Wir wussten es schon längst, freut sich der Geist, so tut es der Körper ebenso.

Während der Kurse, werden schädliche Bewegungsgewohnheiten und sogenanntes „rückengerechtes" Verhalten und „richtige" Haltungen unter die Lupe genommen. Einfache Alternativen werden in die Tat umgesetzt. Das beginnt beim Staubsaugen, beim Hochheben schwerer Lasten und endet beim Treppensteigen.

Nach der Hälfte eines Kurses, erhält jeder Teilnehmer einen Fragebogen, der sich überraschenderweise großer Beliebtheit erfreut. Er hilft als eine Art Memorandum, um selbst zu prüfen, ob man die Methode verstanden hat. Unklarheiten und Wissenslücken können so bis zum Ende des Trainings ausgeräumt werden.

Am Ende des Kurses hat jeder den Kern der Methode erfasst: die Ursachen von Rückenschmerzen befinden sich nicht immer am Ort des Schmerzes selber. So kann man in Zukunft Verhaltensfehlern vorbeugen.

Vergessen Sie Schmerzen,
und diese werden Sie auch vergessen.

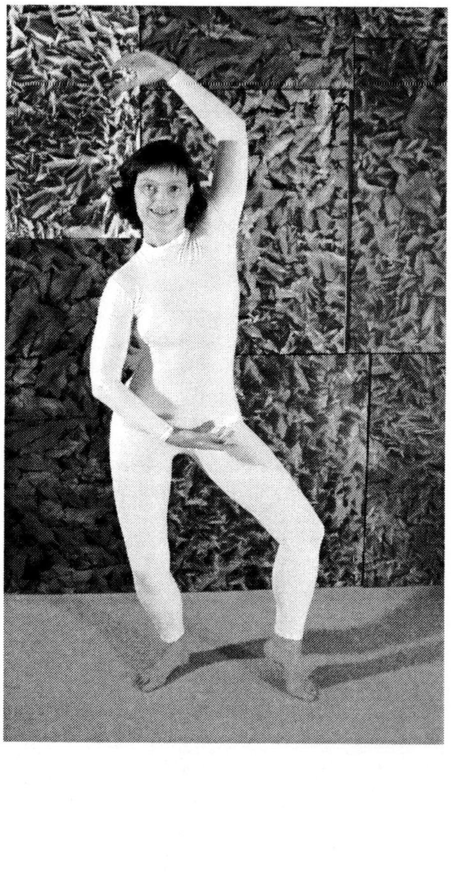

Kapitel 1

Fragen & Antworten

1 Was ist das Charakteristische an der Erfolgsorientierten Rückenschule?

„Vergessen Sie Ihren Rücken“ ist das Motto. Der Rücken wird bewusst außer Acht gelassen. Gezielte Aktivierung der Vorderrumpfmuskeln, insbesondere der Atemmuskeln, und spezielle Bewegungen des gesamten Körpers beleben indirekt die Rückenmuskeln. Es werden physiologisch effiziente Atembewegungen erlernt, die zu physiologisch effizienten Rückenmuskelbewegungen führen. Das Training wird mit Vergnügen, Lust, Spaß, Wohlergehen und ungeahnten Bewegungsmöglichkeiten verbunden. Der Körper verlangt freiwillig nach mehr.

2 Warum wird sie auch als eine antagonistische Rückenschule bezeichnet?

Weil die Gegenspieler (*Antagonisten*) der Rückenmuskeln gezielt trainiert werden. Dies sind, vereinfacht gesagt, die Muskeln des Vorderrumpfes vom Gesicht bis zum Schambein. Dadurch werden überbeanspruchte, komprimierte und verspannte Rückenmuskeln entlastet. Kein Muskel arbeitet allein: er benötigt die Mitwirkung seiner Gegenspieler und Mitspieler. Trainiert man also gezielt die Vorderrumpfmuskeln, werden die Gegenspieler und deren Mitspieler indirekt, aber schonend, mittrainiert.

3 Welchen Einfluss hat die traditionelle chinesische Medizin auf Ihre Rückenschule gehabt?

Das grundlegende Yin-Yang Synergie Prinzip der traditionellen chinesischen Medizin stand Pate für unsere Rückenschule. Ihm zufolge wird die Gesundheit eines Menschen nur durch ein ausgewogenes Zusammenwirken von Yin und Yang gewährleistet.

Das Yin-Yang Synergie Prinzip ist tief verwurzelt in der chinesischen Kultur. In einer Zeit, in der man nur wenige biologische und naturgesetzliche Kenntnisse hatte, wurde durch die Zuordnung der Dinge in Yin und Yang ein Erklärungsmodel geschaffen, das den Chinesen erlaubte, sich in der Welt zu orientieren und bestimmte Phänomene einander zuzuordnen. Yin (weiblich) und Yang (männlich) werden als ewig im Wandel befindliche Naturkräfte verstanden. Yin und Yang symbolisieren die gegensätzlichen, sich jedoch jeweils ergänzenden Pole allen Seins. Jedes einzelne Teil wird in seiner Relation zum Ganzen verstanden.

Das Schriftzeichen Yin bedeutete ursprünglich die Schattenseite eines Tals. Mit Yin assoziiert man Kälte, Dunkelheit, Passivität, Mangel, Weichheit, Empfänglichkeit, das nach unten und einwärts Gehende.

Yang bezeichnete dagegen die Sonnenseite des Tals. Mit Yang assoziiert man beispielsweise Hitze, Licht, Kraft, Aktivität, Übermaß, Härte und als Richtung das nach oben und auswärts Gehende.Die alte französische Sprache besitzt übrigens diesbezüglich auch spezielle Benennungen: *Ubac* heißt die Schattenseite des Tals, *Adret* die Sonnenseite - wo Weinreben bestens gedeihen.

In der traditionellen chinesischen Medizin wird die gesamte menschliche Physiologie systematisch anhand von Yin und Yang geordnet. Die Rückseite des Körpers beispielsweise wird dem Yang zugeordnet, die Vorderseite dem Yin. Ein Übermaß an Muskelspannung ist ein Zeichen von zu viel Yang, ein Mangel an Muskelspannung hingegen deutet auf zu wenig Yin.

In unserer Rückenschule wirken wir auf das Yin-Yang Verhältnis folgendermaßen ein: Wir trainieren vorwiegend die Yin - Seite, da hier erfahrungsgemäß häufig ein Mangel an Muskelspannung besteht. Behebt man diesen Mangel, verbessert sich bereits nach einigen Wochen die Körperhaltung, und Überlastungssymptome des Rückens vergehen mehr und mehr.

Die Stärkung der Yin-Seite entlastet die Yang-Seite. Die Folge ist eine Angleichung des Muskelspannungszustand des gesamten Rumpfes. Die westliche Medizin nutzt inzwischen ähnliche Behandlungsansätze. Kreuzschmerzen, Bandscheibenschäden und Lähmungserscheinungen werden kuriert, indem z.B. gezielt der vordere wirbelsäulennahe Muskel, also der Darmbeinlendenmuskel (*M. iliopsoas*) trainiert wird (s.S. 89).

Dieser sogenannte Hüftbeugemuskel ist bei Menschen, die sich wenig bewegen und einer sitzenden Tätigkeit nachgehen häufig verkürzt und zieht die Lendenwirbelsäule bauchwärts. Bei diesen neuen Behandlungsansätzen wird das Augenmerk ebenfalls auf die Schmerz-Ursache gerichtet und nicht auf den Schmerz-Ort Rücken selbst, mit dem Ziel, eine dauerhafte Ent-

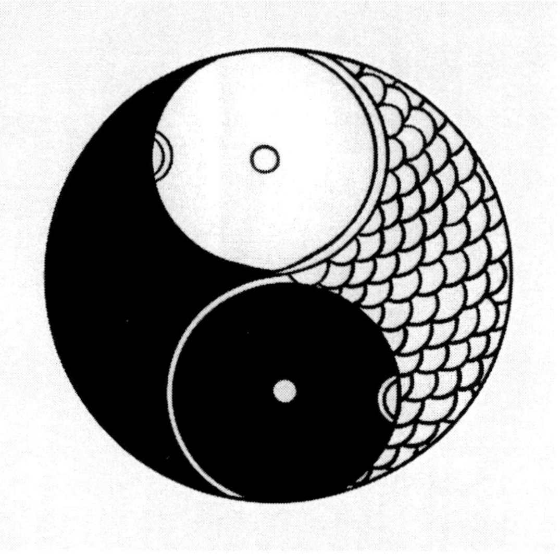

Doppelfisch Yin-Yang Symbol

lastung für die Wirbelsäule und die Rückenmuskeln zu erreichen. So manch eine Bandscheibenoperation kann dadurch verhindert werden - wie ich aus eigener Erfahrung weiß.

4 Wodurch können Muskelverspannungen am Rücken entstehen?

Kaum ein Mensch bleibt in seinem Leben von Rückenschmerzen verschont. Rückenschmerzen sind inzwischen die Zivilisationskrankheit Nummer Eins. 90 % der deutschen Bevölkerung plagen sich mindestens einmal in ihrem Leben mit Rückenbeschwerden. 80 % der Wirbelsäulenschäden sind nicht Schicksal oder Pech, sondern Folgen jahrelanger Fehlbelastungen.

Bewegungsmangel, einseitige Belastungen, ungünstige Sitz- und Liegemöbel, Verspannungen, die durch Kälte, Nässe oder Zugluft hervorgerufen werden und ungünstiges Schuhwerk führen zu Muskelverspannungen des Rückens.

Der Rücken ist ein komplexes System aus Wirbeln, Bandscheiben, Muskeln, Sehnen und Bändern. Die Wirbelsäule als elastische Hängekonstruktion kann nur in Bewegung ihre Funktion erfüllen.

Bei mangelnder Bewegung wird die Muskulatur unter unaufhörlicher Einwirkung der Schwerkraft komprimiert und verkümmert mit der Zeit mehr und mehr.

Die Muskeln der Halswirbelsäulenregion und der Lendenwirbelsäulenregion neigen dadurch zu Verhärtungen, die Bauchmuskeln neigen eher zur Abschwächung und die Brustmuskeln eher zur Verkürzung.

Die zur Verkürzung und Abschwächung neigenden Vorderrumpfmuskeln sind häufig Auslöser für die Verspannungen des Rückens. Es kommt zu einem erheblichen Muskelspannungs-Ungleichgewicht von Vorderrumpf und Rücken, wobei die Rückenmuskeln überbelastet werden und man sie häufig bleischwer empfindet.

5 Was ist der Unterschied zwischen Muskelschwächung und Muskelverkürzung und wie macht es sich jeweils bemerkbar?

Manche Muskeln neigen bei Fehlbeanspruchung dazu, sich zu verspannen und zu verkürzen, andere dagegen schwächen sich ab (s.S.89). Den Unterschied zwischen einer Muskelschwächung und einer Muskelverkürzung bemerkt man selber in der Regel nicht. Egal jedoch, ob ein Muskel abgeschwächt oder verkürzt ist: er leidet an Bewegungsmangel.

Die Muskeln des Bewegungsapparates kann man grob anhand zwei verschiedener Fasertypen unterscheiden. Es sind die langsam kontrahierenden roten Muskelfasern (slow-twitch) und die schnell kontrahierenden weißen Muskelfasern (fast-twitch).

Muskeln weisen nicht ausschließlich weiße oder rote Muskelfasern auf. Je nach Aufgabe eines Muskels überwiegt der eine oder andere Muskelfaseranteil. Muskeln die hauptsächlich für die aufrechte Haltung zuständig sind, bestehen vorwiegend aus langsam kontrahierenden roten Muskelfasern. Normalerweise neigt diese Muskulatur zur Verkürzung (z.B. großer und kleiner Brustmuskel, Hüftbeugemuskel, Piriformis Muskel). Muskeln die hauptsächlich dynamische Bewegungsabläufe verrichten, bestehen vorwiegend aus schnell kontrahierenden weißen Muskelfasern. Normalerweise neigt diese Muskulatur zur Abschwächung (z.B. Bauchmuskulatur, Gesäßmuskulatur).

6 Was verstehen Sie unter Synergie?

Stellen Sie sich vor, jemand steht im dritten Stock an einem offenen Fenster, mit einem 20 kg schweren Sack voller getrockneter Erbsen. Sie stehen genau unter dem Fenster. Er lässt jeweils eine Erbse auf Ihren Kopf fallen. Nach einer Stunde, wirkt die Summe all' dieser kleinen Wirkungen irritierend - mehr nicht.

Stellen Sie sich jetzt vor, der volle Erbsensack würde ihnen auf einmal auf den Kopf fallen. Die Wirkung ist jetzt um ein gewaltiges Mehrfaches größer, als die vorherige Summe aller einzelner kleiner Wirkungen - das nennt man Synergie.

Synergie bedeutet u.a. die Zusammenwirkung von Substanzen oder Faktoren, die sich gegenseitig fördern. Das Wort stammt vom Griechischen „Synergien“, zusammenarbeiten.

Nun ein Gegenbeispiel, typisch für einige Rückenprobleme. Stellen Sie sich fünfzehn Holzfäller vor, die einen Baumstamm tragen wollen. Jeder erwartet, dass alle gemeinsam den Baumstamm hochheben werden. Doch nur Zehn von ihnen heben den Baumstamm empor, der Rest sitzt auf ihm. Sie denken sich: „diese Leute sind entweder verrückt oder dumm.“

Diese fünfzehn Männer sind Ihre Muskeln. Die Geschichte schildert leider die angewöhnte Art und Weise sich zu bewegen: nur einige Muskeln werden in der Regel gleichzeitig aktiviert und gesteuert. Einige müssen die inaktiven Muskeln mitschleppen wie die fünf faulen Holzfäller. So versteht man, warum einige Muskeln schneller ermüden als andere, schmerzen, steif werden, sich verkürzen, schlapp werden und Verschleiß in Gelenken verursachen. Bei Muskeln gilt das Motto: *„Arbeit - aber für alle"!*

7 Warum werden die Rückenmuskeln indirekt trainiert?

Erster Aspekt:

Neueste medizinische Studien belegen, dass bei Rückenleiden die durch eine „falsche Körperhaltung" verursacht werden, die Rücken- und Nackenmuskulatur gegen alle Erwartungen optimal trainiert sind!

Die Ursachen der Beschwerden sind paradoxerweise die verkürzten und schlappen Muskeln, die sich vor der Wirbelsäule befinden. Es sind die Hals-, Brust-, Bauch-, Rippenmuskeln, das Zwerchfell und der Darmbeinlendenmuskel, der die Lendenwirbel mit dem Kopf der Oberschenkelknochen verbindet (s.S. 84, 87).

Wundern Sie sich daher nicht, wenn wir auch Beine und Füße trainieren!

Vergleicht man das Rückgrat mit dem Mast eines Segelschiffes, dann sind die Rücken- und Vorderrumpfmuskulatur die Spanndrähte. Diese halten den Mast von allen Seiten aufrecht. Sind einige Spanndrähte zu kurz oder schlapp, dann biegt sich der Mast. Das Schiff verliert an Seetüchtigkeit und ein starker Wind kann den Mast leicht brechen. Man muss daher die Länge verkürzter Muskeln korrigieren und den Tonus schlapper Muskeln erhöhen.

Zweiter Aspekt:

Ein erfolgreiches Rückentraining sollte Vergnügen bereiten und unmittelbare Bewegungserfolge erzeugen. Beide Faktoren erzeugen wiederum Lust weiter zu machen: unsere Erfahrung hat dies reichlich bewiesen. Daher werden bei uns überlastete Rückenmuskeln in Ruhe gelassen und die zur Abschwächung und Verkürzung neigenden Vorderrumpfmuskeln gezielt mit einer unterstützenden Atemtechnik trainiert. Sie bereiten häufig keinerlei Beschwerden. Bei regelmäßigem Training erreicht man eine dauerhafte Regulierung der Muskelspannung von Vorderrumpf und Rücken. Die Aufmerksamkeit wird also auf die meistens unproblematische Vorderrumpfmuskulatur und auf das Zwerchfell (*Diaphragma*) gelenkt.

Alle Bewegungsabläufe werden mit Erfolgserfahrungen und Bewegungslust assoziiert. Schmerzen und Probleme rücken in den Hintergrund. Das ist der essentielle Aspekt in der Revitalisierung des gesamten Menschen und daher seines Rückens.

8 Was gehört zum Atemapparat?

Sie werden staunen, aber man sollte sich den gesamten Rumpf als Atemapparat vorstellen, der durch die Beine und Arme beeinflusst wird.

1) Die Zungen- , Hals- und Gesichtsmuskeln, die die Form der Nase, des Rachens und der Kehle mit beeinflussen.
2) Die oberen Luftwege mit den vielen kleinen Muskeln im Kehlkopf und Rachen.
3) Die Lunge; sie ist verbunden mit der Luftröhre.
4) Der Brustkorb, mit seinen Rippen, die untereinander durch Muskeln verbunden sind, und das Zwerchfell.
5) Die gesamte Bauchmuskulatur, die sich bis zu den Lenden hinzieht.
6) Bein- , Becken-, Wirbelsäulen- und Armmuskeln nehmen erheblichen Einfluss auf die Atmung.
7) Das Blutkreislaufsystem, dass den Sauerstoff in die Zellen transportiert und das Kohlendioxyd aus ihnen abtransportiert.
8) Alle lebenden Körperzellen!

Kein Wunder also, dass für die traditionelle chinesische Medizin Luft und Atmung (Qi) gleich Lebensenergie ist (s.S. 47).

9 Welche Muskeln werden als „Atemmuskeln“ bezeichnet?

Die Medizin unterscheidet zwischen primären und sekundären Atemmuskeln.

Die wichtigsten **primären** Atemmuskeln sind das Zwerchfell (*Diaphragma*) und die äußeren und inneren Zwischenrippenmuskeln (s.S.84, 87). Die äußeren Zwischenrippenmuskeln heben die Rippen bei der Einatmung. Die inneren Zwischenrippenmuskeln senken die Rippen bei der Ausatmung.

Die **sekundären** Atemmuskeln (Atemhilfsmuskeln) werden bei erhöhter Belastung eingesetzt oder wenn man bei der Einatmung den gesamten Rumpf gezielt ausdehnt.

Die wichtigsten Muskeln für die Einatmung sind: Kopfwender, vorderer, mittlerer und hinterer Rippenheber, großer und kleiner Brustmuskel, hinterer oberer Sägemuskel, vorderer Sägemuskel (s.S. 80-86).

Die wichtigsten Muskeln für die Ausatmung sind: gerader Bauchmuskel, äußerer und innerer schräger Bauchmuskel, querverlaufender Bauchmuskel, Rumpfaufrichter der Wirbelsäule, viereckiger Lendenmuskel, hinterer unterer Sägemuskel (s.S. 82, 83, 85, 87).

10 Welche Funktion erfüllt das Zwerchfell?

Das Zwerchfell ist der wichtigste Atemmuskel und der größte Muskel überhaupt, weshalb man ihn auch den „König der Muskeln“ nennt. Er wird vom Nervus phrenicus angeregt, der vom 3.-5. Halswirbel zum Zwerchfell hinunterführt. Eine Verletzung beider Äste des Nervus phrenicus führt zu einer Lähmung des Zwerchfells und Tod durch Erstickung. Bei der Ruheatmung sind nur die Zwischenrippenmuskeln und das Zwerchfell beteiligt. Das Zwerchfell ist vorne an der Innenseite der Brustwand an der 7. -12. Rippe befestigt und am Rücken mit dem 1., 2., und 3. Lendenwirbel verbunden. Er trennt mit seinen zwei Zwerchfellkuppeln den Brustraum vom Bauchraum. Das Zwerchfell und die Zwischenrippenmuskeln ermöglichen zusammen die Ausdehnungsfähigkeit der Lunge, und sie bewegen bei jedem Atemzug die Wirbelsäule. Die sichtbaren Atembewegungen des Rumpfes erfolgen beim Einatmen durch aktives Anspannen des Zwerchfells und der Zwischenrippenmuskeln.

Beim Einatmen verkürzen sich die Muskelbündel des Zwerchfells. Seine beiden Kuppeln flachen ab, und das Zwerchfell senkt sich. Der Brustkorb vergrößert sich, es kommt zum Unterdruck in den Lungen, und die Luft strömt hinein. Das Zwerchfell verdrängt die Eingeweide im Bauchraum nach unten hin. Da sie nicht beliebig zusammengedrückt werden können, drängen sie nach vorne. Dadurch werden die Bauchmuskeln passiv gedehnt und wölben die Bauchdecke vor. Die Zwerchfellatmung wird daher auch Bauchatmung genannt.

Beim Ausatmen werden beide Kuppeln des nachgebenden Zwerchfells hochgebogen. Es kommt zu einer Volumenverkleinerung des Brustkorbes: ein Überdruck entsteht, und die Luft strömt aus.

Ein gut trainiertes Zwerchfell gewährleistet nicht nur eine leistungsfähige Atmung, es erleichtert auch folgende Körpervorgänge:

Das Auf und Ab des Zwerchfells dient als verdauungsfördernde Massage für die Eingeweide. Außerdem entlastet es die Herztätigkeit und den Blutkreislauf. Das Herz berührt mit einem Teil seiner rechten Herzkammer und mit einem Teil seiner linken Kammer das Zwerchfell. Die rechte Herzhälfte, insbesondere der venöse Abschnitt des großen Kreislaufs, folgt allen Zwerchfellbewegungen. Durch die Zwerchfallabflachung beim Einatmen bewegt sich auch das Herz weiter nach unten. Es wird dadurch größer und länger, so dass es mehr Blut aus den Venen aufnehmen kann. Die Wölbung beim Ausatmen drückt das Herz wieder in den Brustkorb hoch.

11 Beeinflussen Bewegungen der Beine, Arme und Rücken die Atmung?

Ja. Es gibt eine Ursache-Wirkung Kette: die Muskeln der Beine, des Beckens und der Wirbelsäule beeinflussen die Form der Wirbelsäule.

Da die Rippen mit den 12 Brustwirbeln verbunden sind, bestimmt weitgehend die Form der Wirbelsäule die des Brustkorbes. So beeinflusst die Bein-, Becken- und Wirbelsäulen-Muskulatur direkt die Atemmuskulatur und damit die Atemleistung.

Das Strecken des Rumpfes (s.S. 85 Rumpfaufrichter), das Hochheben der Arme und der Schlüsselbeine unterstützt ebenfalls die Einatmung. Das Beugen des Rumpfes und das Senken der Arme und der Schlüsselbeine fördert hingegen die Ausatmung.

Besondere Bedeutung kommt dem vorderen wirbelsäulennahen Hüftbeugemuskel zu. Man bezeichnet ihn auch als Darmbeinlendenmuskel

Eine Bewegungsübertragung zwischen Beinen und Wirbelsäule ist ohne den Hüftbeugemuskel unmöglich. Er entspringt an den Seitenflächen des 12. Brustwirbels, am 1., 2., 3. und teilweise am 4. Lendenwirbel. Der obere Teil dieses Muskels liegt dicht neben dem Ansatz des Zwerchfells an der Lendenwirbelsäule.

Der Hüftbeugemuskel durchquert die Beckenhöhle diagonal, überkreuzt das Schambein und setzt am kleinen Rollhügel an der Innenseite des Oberschenkelknochen an. Er verkürzt sich durch Bewegungsmangel und lange Sitzphasen.

Die Verkürzung des Hüftbeugemuskels ist eine häufige Ursache von Bandscheibenschäden im Lendenwirbelbereich.

Die Lendenwirbel werden bauchwärts gezogen.Die Bandscheiben hingegen werden durch den so hervorgerufenen, unaufhörlich wirkenden Muskelzug (auch im Schlaf) unterschiedlich stark belastet und in Richtung Rückenmark abgedrängt. Auf Dauer kann das zu einem Hohlkreuz führen.

Ein Hohlkreuz (*Hyperlordose)* überfordert die Bänder der Wirbelsäule, und die Muskeln verhärten sich. Die Wirbelkörper der Lendenwirbelsäule degenerieren durch die Fehlbelastung und können sich bei unkontrollierten Drehbewegungen verschieben.

Wollen Sie wissen, ob Sie ein Hohlkreuz haben?

Dann legen Sie sich flach auf den Rücken. Wenn Sie bemerken, dass Sie die Beine nicht ausstrecken können *ohne* den unteren Rückenereich nach oben zu wölben, und Sie die Hand leicht und problemlos darunter schieben können, dann haben Sie mit großer Wahrscheinlichkeit verkürzte Hüftbeuger.

12 Was haben Zwerchfell und Hüftbeugemuskel gemeinsam?

Beide Muskeln sind befestigt am 1., 2., und 3. Lendenwirbel (s.S.87). Jegliche Bein- und Beckenbewegungen beeinflussen daher direkt das Zwerchfell.

13 Warum benutzten Sie den Begriff „Form“ anstatt „Übung“ ?

Im Taijiquan (T'ai Chi Ch'uan - chinesische „innere“ Kampfkunst) bezeichnet der Begriff „Form“ mehr als eine Übung, Routine oder Kür. Letztere Begriffe assoziiert man mit automatisierten Handlungen.

Das ursprüngliche Wort „Shi“ für Form allerdings, bedeutet buchstäblich „Geste der Macht“.

Indem ich den Begriff „Form“ verwende, weise ich darauf hin, dass alle „Übungen“ die ich beschreibe, zu einer Steigerung des Bewegungspotentials im gesamten Körper gedacht sind.

14 Wie funktioniert Ihre Atemtechnik?

Der Atemimpuls hat höchste Priorität. Alle Trainingsformen beginnen mit einer tiefen Einatmung: und zwar soll sie immer *im Voraus* jeder anderen Bewegung gemacht werden. Man sollte sich wirklich die Zeit nehmen, so tief und voll wie möglich bis in den Unterbauch und bis zu beiden Schlüsselbeinen einzuatmen.

Man stelle sich vor, diese Art der Einatmung funktioniert wie ein pneumatischer Motor. Man muss ihn zuerst anlassen: sonst läuft nichts! Dabei bewegt man weder Arme noch Beine, und der Rumpf neigt sich weder zur Seite, nach vorne oder nach hinten.

Die sogenannte *„innere Bewegung"* - also die Einatmung - kommt *zuerst.* Sie soll die Zeit genießen, die sie wirklich braucht. Erst dann kommen die sogenannten *„äußeren Bewegungen"* der Arme und Beine, des gesamten Rumpfes und des Kopfes.

Aus diesem Grund, nutzte ich bei der Beschreibung der Trainingsformen, das Wort *„zeitversetzt"*. Das Wort erinnert an die ausschlaggebende Charakteristik dieser Rückenschule. Ich sage zum Beispiel in den Seminaren, dass man sich *„in die eigentliche Trainingsform hineinatmet"*. Bei dieser ersten Einatmung soll die Aufmerksamkeit voll auf das Innere des Vorderrumpfes gerichtet werden: Unterbauch, Bauch, und Brustkorb bis zum Hals unterhalb des Kiefers.

Die *„äußeren Bewegungen"* folgen dann dem Rhythmus, dem Volumen und der Geschwindigkeit von Ein- und Ausatmung. In Partnerübungen kann übrigens geprüft werden, wie gut man die Technik beherrscht.

15 Was bewirkt die Verengung der Nasenflügel beim Einatmen durch die Nase?

Die gezielte Verengung der Nasenflügel beim Einatmen bewirkt einen größeren Widerstand als normal. Dies erfordert eine intensivere Aktivität des Zwerchfells und daher eine positive Beeinflussung des Rückens im Sinne dieser Schule. Trainiert man diese Technik zweimal täglich 15 Minuten lang, erreicht man bereits nach einigen Wochen eine messbare Zunahme an körperlicher Ausdauerleistungsfähigkeit.

Das Einatmen durch offenen Mund oder durch aufgeblähte Nasenlöcher erfordert keine besondere Zwerchfellaktivität. Die Atemmuskeln tendieren zur Schwäche und reichen nur für geringe Beanspruchung im Alltag und bei unbehinderten Atemwegen.

Bei großen Belastungen, z.B. bei einem Bronchien verengenden Katarrh, muss gegen erhöhten Widerstand eingeatmet werden, wofür die Atemmuskeln dann zu schwach sind.

16 Weshalb beginnt man das Training mit „Räkeln und strecken" im Liegen?

Im Liegen werden die Bandscheiben entlastet. Diese beginnen sich mit Flüssigkeit und Stoffwechselbausteinen voll zu saugen. Durch die bedächtigen Verdrehungen und Verbiegungen des Rumpfes wird die Durchtränkung der Bandscheiben noch intensiviert.

Bei Bewegungen in der Lotrechten hingegen, werden die Bandscheiben belastet, und Flüssigkeit und Stoffwechselschlacken werden herausgepresst.

Der Pumpmechanismus in den Bandscheiben wird nur durch regelmäßigen Wechsel zwischen Be- und Entlastung gewährleistet.

Eine langer Stillstand, ob im Stehen, Sitzen oder im Liegen, hemmt den Stoffwechselaustausch.

Daher rate ich, dass Sie sich bereits morgens beim Aufwachen im Bett räkeln und strecken: das regt den Stoffwechsel an, und löst mögliche Verspannungen, die im Schlaf entstanden sind.

17 Wieso empfinde ich häufig meinen Rücken nach einem Training schwerelos?

Ein starre Rückenmuskulatur muss Belastungen in der gleichen Richtung aushalten und ermüdet: es entsteht ein Gefühl der Schwere.

Eine belebte und gelöste Rückenmuskulatur dagegen, die ständig Belastungen in verschiedene Richtungen wegsteuert, führt zu einem Gefühl der Leichtigkeit und des Schwebens. Man rutscht sich sozusagen selbst den Buckel herunter.

Viele Teilnehmer sagen mir, es kommt ihnen so vor, als ob sie keinen Rücken mehr hätten: ein druck- und schmerzfreier Rücken sendet nur gute Gefühle.

18 Warum wird barfuß trainiert?

Es gibt eine funktionale Muskelkette vom Fuß, zum Bein, zum Becken, zum Brustkorb und zum Kopf. Der Fuß ist sozusagen das steuernde Fundament. Daher trainiert man barfuß, um das gesamte Bewegungspotential des Fußes voll auszuschöpfen. Eine eingeschränkte Beweglichkeit der Fußmuskeln provoziert eine verminderte Beweglichkeit und Beanspruchung aller anderen Muskeln bis hin zum Kopf.

Der Fuß ist ein Greiforgan wie die Hand. In einem Schuh werden die Bewegungen der kleinen Muskeln des Fußes gehemmt. Die Zehen können nicht mehr den Boden greifen: mit der Zeit verkümmert ihre Greiffunktion, und die Leistung- und Steuerungsfähigkeit des Fußes sinkt schnell ab.

19 Warum wird häufig das Körpergewicht auf den Vorder- und Mittelfuß verlagert ?

Um die zahlreichen, kleinen Zehenmuskeln zu trainieren. So erlangt der Fuß seine natürliche Funktion als Greiforgan allmählich zurück.

Zahlreiche Rückenbeschwerden können bereits durch das Wiedererlangen einer leistungsfähigen Fußmuskulatur behoben werden.

Der normaler Gang des Stadtmenschen ist der sogenannte Fersengang. Man schwingt das Bein nach vorne, setzt die Ferse am Boden auf und der Körper schwingt darüber hinweg nach vorne. Der Fuß wird dann mehr oder weniger abgerollt - dies hängt auch vom Schuhtyp und von der Härte der Sohle ab. Dabei bleibt die Mittel- und Vorderfußmuskulatur passiv und verkümmert langsam, da eine aktive Beanspruchung fehlt.

Auch die Bewegungen der Hauptmuskeln des Unterschenkels werden eingeschränkt, denn die langen Sehnen der Unterschenkelmuskeln sind an der Ferse oder an den Vorder- und Mittelfußknochen befestigt.

Der Fersengang beansprucht nur 1/3 der gesamten Fuß- und Beinmuskulatur. Wer seinen Fuß beim Gehen oder Laufen nur abrollt, aktiviert hauptsächlich den langen und kurzen Wadenbeinmuskel (*M. peronaeus longus/brevis*) und den tiefliegenden hinteren Schienbeinmuskel (*M. tibialis posterior*) (s.S.85, 86).

Die Muskelmasse der restlichen 2/3 nimmt allmählich ab. Auf lange Sicht führt die Degeneration von Fuß- und Beinmuskulatur zu Venenerkrankungen, Fehlhaltungen, Atemfehlfunktionen und anderen Beschwerden.

Das Barfußtraining ist so erfolgreich, dass manche Teilnehmer sich nach dem Kurs neue Schuhe zulegen. Sie sind aus den alten Schuhen sprichwörtlich herausgewachsen: die Füße sind stärker geworden. Wer möchte schon in einem Haus mit schwachen Fundamenten leben?

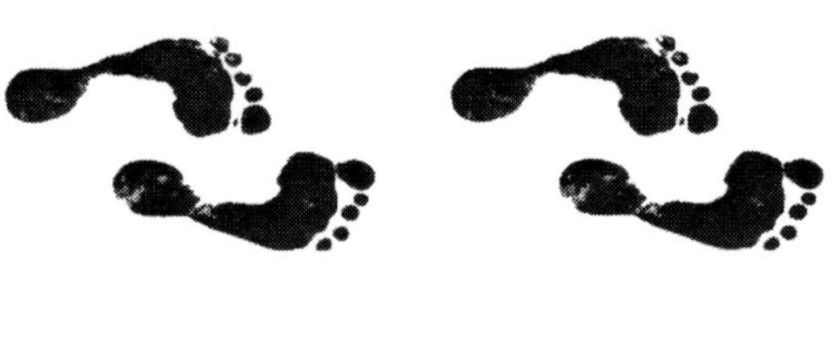

20 Welche Bewegungen fördern die Beweglichkeit des Rückens?

Allgemein gesagt: Weiche, elegante Bewegungen, fließende Bewegungsabläufe, Dehnbewegungen bei gleichzeitiger Muskelanspannung.

Wer aus beruflichen Gründen viel sitzen muss, sollte sich ein Dekubituskissen auf den Stuhl legen. Es bestehet aus einem luftgefüllten, Gummischlauch mit einem Loch in der Mitte. Die Wirbelsäulenbasis (Steißbein und Kreuzbein) schwebt im Loch. Der Gummischlauch bewegt sich bei jeder noch so kleinen Gewichtsverlagerung, was wiederum winzige und unmerkliche Bewegungen des Rumpfes hervorruft.

Bei sogenannten rückengerechten Stühlen stößt unweigerlich die Wirbelsäule auf das Sitzkissen auf und wird mehr oder weniger stark zusammengestaucht. Wie weich oder hart das Kissen ist, spielt dabei keine Rolle, denn nach einigen Sekunden drückt das Körpergewicht das Kissen so zusammen, dass es nicht mehr nachgeben kann.

21 Was schadet dem Rücken?

Übergewicht, Stress, Arbeiten mit langem Verharren in einer Körperhaltung: sitzen, stehen oder liegen.

Einseitige Bewegungsabläufe, ruckartige Bewegungen, besonders ruckartige Drehbewegungen beim Heben eines schweren Gewichts, Bücken mit durchgestreckten Knien, Heben von Gewichten mit gekrümmtem Rücken, einseitiges Tragen von Gewichten und verkürzendes Muskelaufbautraining beeinträchtigen die Rückenmuskeln.

Man kann nicht oft genug darauf hinweisen: Das Sitzen ist von allen Haltungen die belastendste. Die Druckbelastung auf die Lenden-Bandscheiben ist im Vergleich zu Liegen oder Stehen am größten. Langes Sitzen fördert Abschwächung und Verkürzung der Hüftbeuge-, Bauch- und Brustmuskeln. Die Atmungs- und Verdauungsorgane werden beengt.

Die Rückenmuskulatur wird beim krummen Sitzen chronisch überdehnt und somit überbelastet, was zu starken Kopfschmerzen und Sehschwäche führen kann. Außerdem führt langes Sitzen zu Müdigkeit, Konzentrationsschwäche - und last but not least, zur Abnahme der Denkfähigkeit!

22 Erlange ich durch die Rückenschule ein solides und angenehmes Auftreten?

Ja. Ein Mensch mit einem vitalen Rumpf erzeugt Vertrauen und Respekt bei anderen und dies fördert einen freundlichen Umgang. Durch das Training wird sich der Muskelspannungszustand von Vorderrumpf und Rücken angleichen, wodurch sich die gesamte „Körperführung“ verbessert. Selbstverständlich wird dies nur bei regelmäßigem Training erreicht.

23 Eignet sich diese Rückenschule auch für Kinder und ältere Menschen?

Ja. Sie nutzt all' denjenigen, die unter Bewegungsmangel leiden, aber auch Sportlern, die meistens einseitig trainieren und Kindern, die leider schon frühzeitig sogenannte „Haltungsfehler“ aufweisen. Ältere Menschen reagieren auf Trainingsreize grundsätzlich genauso gut wie junge Menschen. Vieles, was man als Alterungsprozess abtut, ist Ergebnis einer unphysiologischen körperlichen Tätigkeit.

Diese Rückenschule bietet außerdem jedem ein Allround- Bewegungskonzept, mit dem man präventiv seine Rumpfkoordination verbessern und dadurch Rückenschmerzen vorbeugen kann.

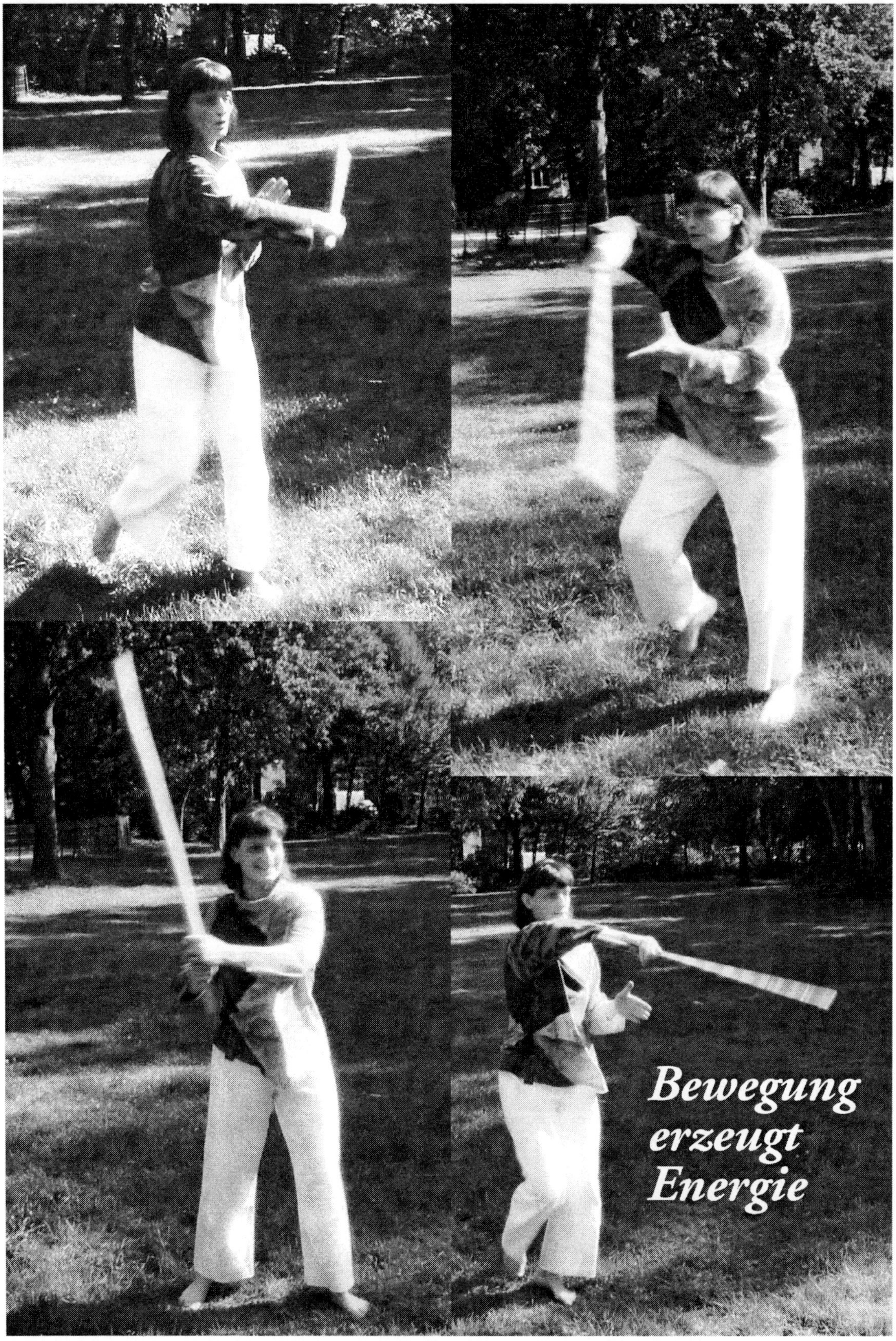
Bewegung
erzeugt
Energie

Kapitel 2
Praktischer Teil

Wenn der Rücken schmerzt, dann heißt es,dass er nach Gesellschaft schreit! Also, vergessen Sie den Rücken: er hat genug zu tun.Trainieren Sie all' das, was ihm hilft, aus seiner Einsamkeit zu kommen! Es funktioniert und macht Riesenspaß.

Allgemeine Ratschläge

- Bei akuten oder entzündlichen Erkrankungen lassen Sie sich vor Beginn des Trainingsprogrammes von einem Arzt Ihres Vertrauens untersuchen.
- Treten bei einer bestimmten Form Beschwerden auf, dann hören Sie unverzüglich auf, wählen Sie stattdessen eine andere Form.
- Wenn Sie Muskelkater bekommen, pausieren Sie 2-3 Tage, bis Sie wieder vorsichtig mit dem Training beginnen.
- Organisieren Sie sich feste Trainingszeiten. Auf diese Weise integrieren Sie das Training in Ihren Tages- bzw. Wochenablauf, und es wird wie das Zähneputzen zu einer Gewohnheit.
- Die besten Trainingszeiten sind morgens gleich nach dem Aufstehen, am frühen Abend vor dem Abendessen und kurz vor der Nachtruhe: das hat die Erfahrung gezeigt.
- Trainieren Sie lieber täglich 15 Minuten, als einmal wöchentlich eine Stunde. Das Ideal: jeden Tag 30 bis 45 Minuten.
- Trainieren Sie nie mit einem Völlegefühl.
- Tragen Sie bequeme Kleidung.
- Trainieren Sie barfuß oder mit Strümpfen.
- Achten Sie auf ausreichende Belüftung.
- Trinken Sie mindestens ein Glas Wasser bevor Sie mit dem Training beginnen - kein Alkohol!
- Kontrollieren Sie Ihre Bewegungen: schwungvolle und ruckartige Bewegungen können Wirbelgelenke, Muskeln, Bänder und Bandscheiben überlasten.

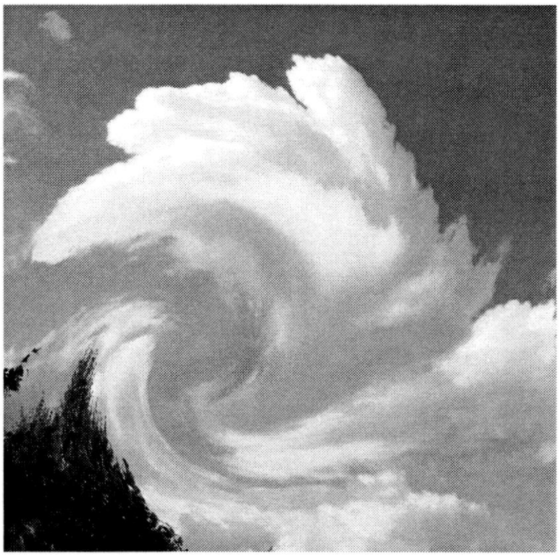

Die Formen

In diesem Kapitel stelle ich Ihnen ein Trainingspool von 10 Aufwärmformen, 8 Dehn-Anspannungsformen und 25 Trainingsformen vor. Wählen Sie hieraus einige Aufwärmformen, Dehn-Anspannungsformen und Trainingsformen anhand Ihrerer momentanen Fähigkeiten und Bedürfnisse. Sie müssen die vorgegebene Reihenfolge nicht einhalten.

Allerdings sollten Sie immer mit „Räkeln und strecken wie eine Katze“ beginnen. Die Praxis hat gezeigt, dass man sich damit ausgezeichnet auf sein Trainingsprogramm einstimmt. Am Ende dieses Kapitels auf S. 78 gebe ich Beispiele, wie ein wirksames Training verlaufen könnte.

Mit den 10 Aufwärmformen wärmen und wecken Sie die Muskeln auf und bringen das Herz-Kreislaufsystem in Schwung.

Mit den 8 Dehn-Anspannungsformen trainieren Sie gezielt Muskeln, die zur Verkürzung neigen.

Mit den 25 Trainingsformen trainieren Sie gezielt die Vorderrumpfmuskeln mit einer unterstützenden Atemtechnik. Diese wird auf S. 17 Frage 14 beschrieben: Dort erkläre ich den Begriff *zeitversetzt*, der bei vielen Formen verwendet wird.

10 Aufwärmformen

1 Räkeln und strecken wie eine Katze

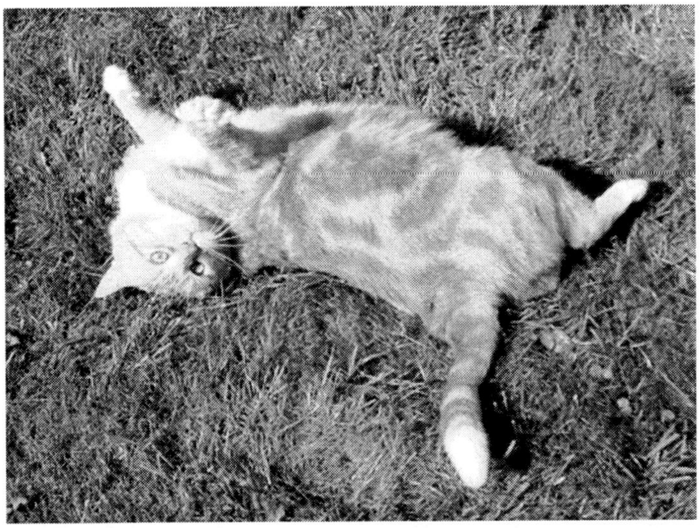

Siehe S. 17 Frage 16: Weshalb beginnt man das Training mit „Räkeln und strecken wie eine Katze"?

Legen Sie sich hin, räkeln und strecken Sie sich nach Lust und Laune. Rollen Sie zum Beispiel auf dem Rücken hin und her, rollen Sie auf den Bauch, auf die Seite. Bewegen Sie sich in der Diagonalen. Lassen Sie den Körper einfach loslegen, er weiß am besten, was er in jedem Augenblick dieser Form braucht. Solche spontanen Bewegungen im Liegen lösen die Haltungsmuskulatur auf hervorragende Weise. Warum?

Die Muskeln des Rückens dienen hauptsächlich der aufrechten Haltung und arbeiten ständig im Stehen, Gehen und Sitzen gegen die Schwerkraft. Im Liegen müssen Sie es nicht mehr tun, Sie sind entlastet und machen Urlaub! Sie können sich so viel freier und vielseitiger bewegen, denn Sie müssen nur die minimalste Haltefunktion leisten.

Räkeln und strecken Sie sich ungefähr 5 Minuten lang.

2 Räkeln und strecken in Bewegung

Bewegen Sie sich großräumig. Räkeln und strecken Sie sich nach Lust und Laune. Lenken Sie die Aufmerksamkeit jeweils auf den zu dehnenden Körperbereich. Lassen Sie den Körper einfach loslegen, er weiß am besten, was er in jedem Augenblick dieser Form braucht. Bewegen Sie sich die ganze Zeit langsam in einem einzigen Bewegungsfluss. Diese Form erinnert an improvisierte Taijiquanformen.

Führen Sie die Form 3-5 Minuten aus.

3 Laufen oder hüpfen auf der Stelle

Laufen oder hüpfen Sie 1-2 Minuten auf der Stelle und zwar nur auf den Vorderfüßen, nicht auf den Fersen!

So wird der Aufprall der Füße auf dem Boden erheblich gedämpft. Die Gelenke von Fuß, Knie und Hüfte werden geschont, denn die vielen kleinen Vorderfußmuskeln können Bewegungen vielseitig steuern.

4 Ringen mit dem Boden

Auf einen Schlag alle Muskeln intelligent und schonend aktivieren, und dabei noch das Herz-Kreislauf System wirksam trainieren, das erreicht man mit dem Bodenringen.

Im täglichen Leben aktiviert und steuert man nur einige wenige Muskelgruppen gleichzeitig. Mit dieser Form wird gezielt das gesamte Muskelpotential zur Ausführung jeglicher Aufgaben aktiviert. Man trainiert auf eine erstaunlich einfache Art und Weise die oberflächlichen und tiefen Muskelschichten mit einem sehr hohen Synergieeffekt.

Bewegen Sie sich unaufhörlich auf- und abwärts.
Versuchen Sie die Auf- und Abwärtsbewegungen so zahlreich wie möglich zu variieren, um so größer wird der Trainingseffekt. So erlangen Sie körperliche und geistige Improvisations-Fähigkeit.

Bewegen Sie sich hinunter, rollen Sie sich auf den Bauch oder Rücken, bewegen Sie sich dann wieder hoch, um sich sofort wieder hinunter zu bewegen. Auf und Ab in einem einzigen Bewegungsfluss. Sie werden ganz schön ins Schwitzen kommen.

Nach einigem Training wird es Ihnen gelingen, sich ohne ein Abstützen mit den Händen, auf den Boden zu rollen und wieder hochzustreben.

Führen Sie die Form 2-5 Minuten durch.

5 Spannung und Entspannung ausgewählter Vorderrumpfbereiche

Legen Sie sich auf den Rücken, und winkeln Sie die Knie an. Schließen Sie die Augen. Lenken Sie die Aufmerksamkeit gezielt auf einen Vorderrumpfbereich. Versuchen Sie nur diesen Bereich mindestens 10 Sekunden anzuspannen, und dann wieder zu lösen. Lenken Sie danach die Aufmerksamkeit auf einen anderen Vorderrumpfbereich und spannen Sie diesen mindestens 10 Sekunden an. Danach lösen Sie wieder die Muskeln.

Spielen Sie auf diese Weise mit dem Vorderrumpf, und seien Sie nicht überrascht, wenn Sie anfangs einzelne Bereiche nicht gezielt anspannen und lösen können.

6 Wippen auf den Zehen

Siehe S. 16 Frage 11 - Beeinflussen Beine, Arme und Rücken die Atmung? S. 18 Frage 18 - Warum wird barfuß trainiert? S. 18 Frage 19 - Warum wird häufig das Körpergewicht auf den Vorder- und Mittelfuß verlagert?

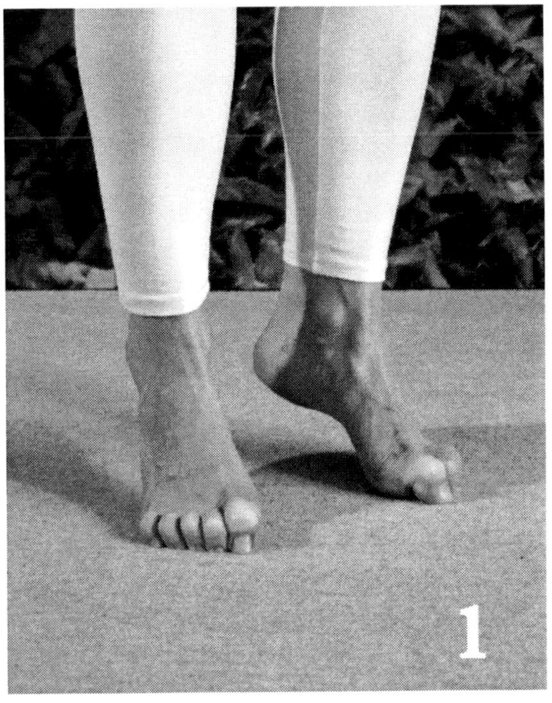

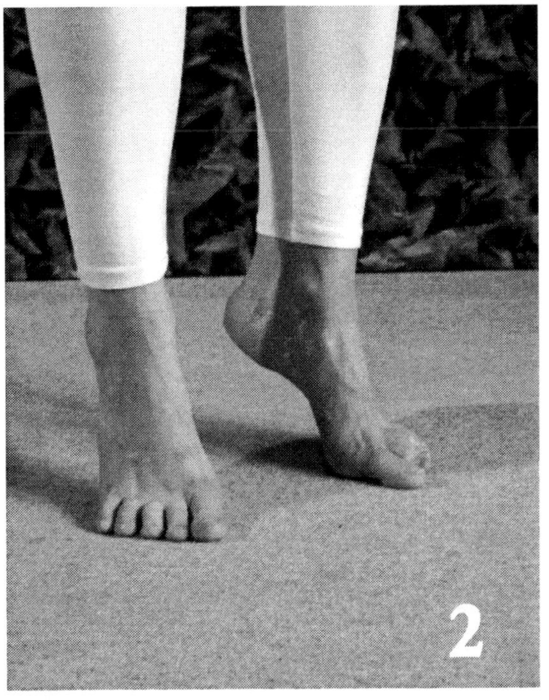

Stellen Sie die Füße dicht nebeneinander. Drehen Sie die Zehen leicht nach außen. Beugen Sie leicht die Knie. Die Arme hängen gelöst neben dem Körper.

Rollen Sie die Zehen ein. Verlagern Sie das Körpergewicht auf die Vorderfüsse. Heben Sie die Fußsohlen einschließlich der Zehengrundgelenke vom Boden ab. Das Körpergewicht wird nur mit den Zehenspitzen gesteuert (1).

Normalerweise stellt man sich auf die Ballen (2), das sollten Sie anfangs wirklich nur dann tun, wenn Sie auf den Zehen noch nicht wippen können.

Wippen Sie mindestens 2 Minuten lang auf und ab. Dabei sollte die Ferse die ganze Zeit über nicht den Boden berühren.

7 Fortbewegen mit greifenden Zehen

Siehe S.16 Frage 11 - Beeinflussen Beine, Arme und Rücken die Atmung? S. 18 Frage 18 - Warum wird barfuß trainiert ? S. 18 Frage 19 - Warum wird häufig das Körpergewicht auf den Vorder- und Mittelfuß verlagert?

Stellen Sie die Füße dicht nebeneinander. Die Zehen sind geradeaus gerichtet. Das Körpergewicht ruht gleichmäßig auf beiden Füßen (3).

Verlagern Sie das Gewicht auf einen Fuß. Die Zehen dieses Fußes werden flach zum Boden hin gedrückt und langsam zusammengerollt (4). Dadurch ziehen Sie die Ferse Richtung Zehen und bewegen sich eine Zehenlänge vorwärts. Rollen Sie die Zehen wieder auseinander. Bewegen Sie nun den anderen Fuß auf die gleiche Weise vorwärts (5).

Trainieren Sie wenigstens 1-3 Minuten.

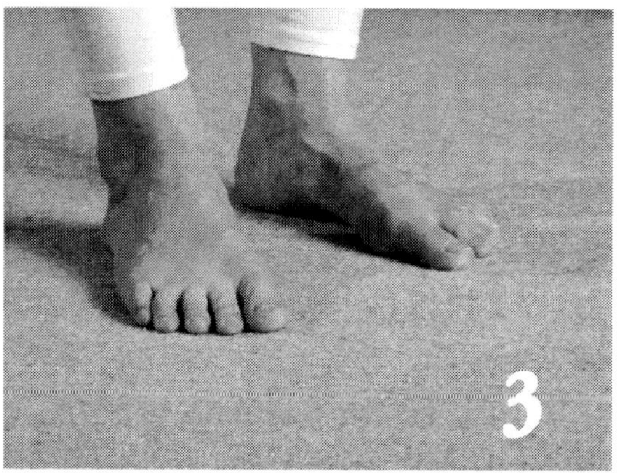

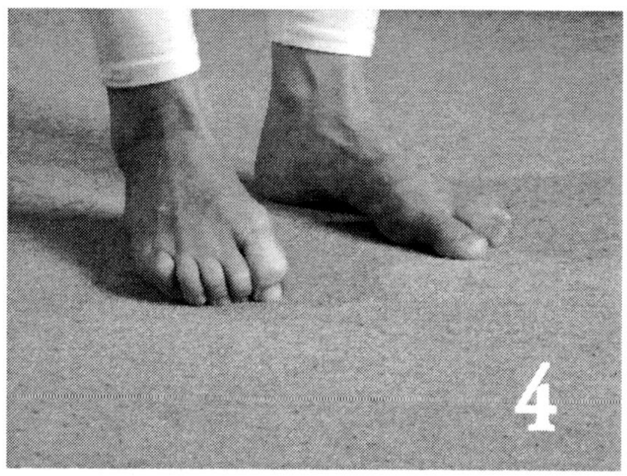

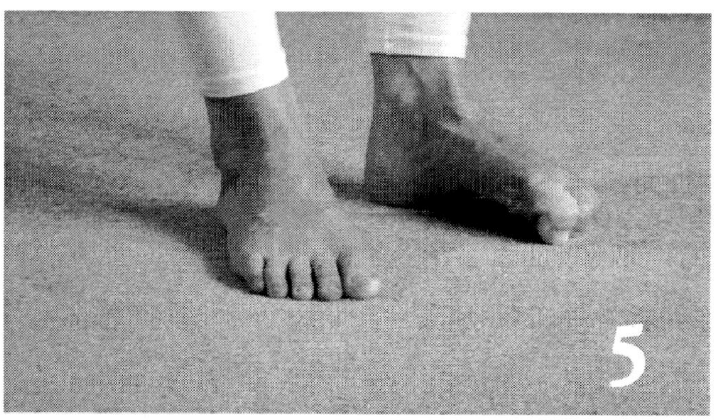

Nach einigen Wochen können Sie diesen Greifgang
auch im Freien bergauf trainieren.
Dadurch trainieren Sie intensiv die Wadenmuskeln,
die bei vielen Menschen verkürzt sind.

8 Gesäßpulsieren im Stehen

Siehe S. 13 Frage 5 - Was ist der Unterschied zwischen Muskelschwächung und Muskelverkürzung und wie macht es sich jeweils bemerkbar ? S. 16 Frage 11- Beeinflussen Beine, Arme und Rücken die Atmung?

Die Gesäßmuskeln neigen zur Abschwächung. Durch vieles Sitzen verkümmern sie. Gut trainiert entlasten sie das Becken und die Wirbelsäule.

Stellen Sie die Füße dicht nebeneinander. Spannen Sie gleichzeitig oder im Wechsel die Gesäßmuskeln an. Wenn Sie dabei Musik hören, spannen Sie im Rhythmus der Musik die Gesäßmuskeln an. Trainieren Sie 3-5 Minuten.

9 Gesäßpulsieren im Sitzen

Setzen Sie sich mit ausgestreckten Beinen auf den Boden (6). Spannen Sie gleichzeitig oder im Wechsel die Gesäßmuskeln an.

Wenn Sie bei dieser Form Musik hören, spannen Sie im Rhythmus der Musik die Gesäßmuskeln an.

Trainieren Sie anfangs nicht länger als 1 Minute.

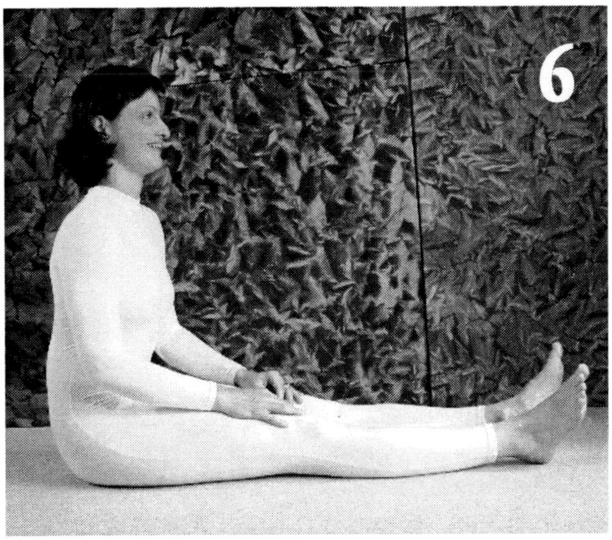

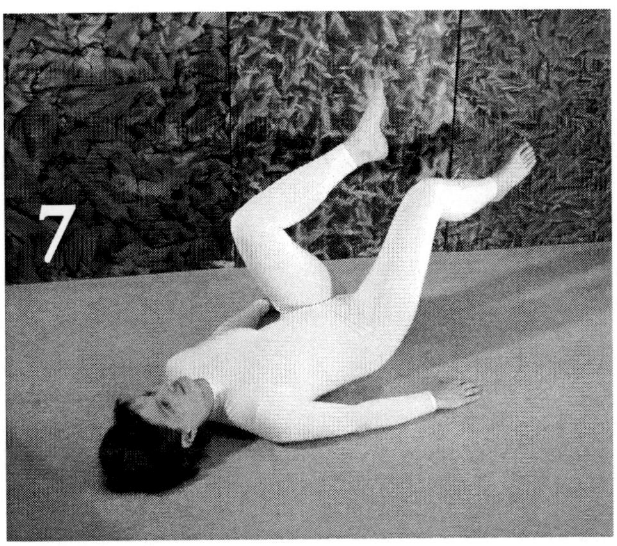

10 Fahrradfahren mit der Hüfte

Legen Sie sich auf den Rücken. Legen Sie die Arme entspannt neben den Körper. Heben Sie die angewinkelten Beine in die Luft und pedalieren Sie mit den Füßen (7). Beginnen Sie den Bewegungsimpuls auf der jeweiligen Hüftseite, so dass die Hüfte sichtbar mit pedaliert.

Wichtig: Herkömmlicherweise wird diese Koordination mit einem Bewegungsimpuls der Beine ausgeführt, wobei die Hüfte still am Boden liegt.

8 Dehn-Anspannungsformen

- Führen Sie die Aktiv-Stretch Formen immer erst nach einer Aufwärmphase durch.

- Führen Sie am Anfang die Form 15-30 Sekunden durch und steigern Sie progressiv die Dauer. Mit zunehmender Erfahrung, werden Sie ein Gespür dafür entwickeln, wie weit sie dehnen können - und wie lange und stark sie die Muskeln dabei anspannen können.

- Wichtig: Bei den Dehn-Anspannungsformen dehnen und spannen Sie die Muskulatur gleichzeitig an. Sie werden danach ein sehr angenehmes Gefühl der Entfaltung empfinden!

- Eine Muskulatur in der richtigen Länge erhöht die Beweglichkeit, verbessert den Stoffwechsel, steigert die Koordinationsfähigkeit und schont die Gelenke. Gelenke, die infolge verkürzter Muskulatur nicht voll beweglich sind, müssen viel höhere Belastungen auffangen, als frei bewegliche Gelenke.

- Achten Sie darauf, sich langsam und kontrolliert in die jeweilige Dehn-Position zu begeben. Dabei sollten Sie ein leichtes Muskelziehen spüren, jedoch keinesfalls Schmerzen.

- Lenken Sie die Aufmerksamkeit gezielt auf die Muskeln, mit der Absicht sie zu verlängern.

- Stellen Sie sich vor, Sie atmen in die zu verlängernden Muskeln hinein.

- Lösen Sie sich sehr langsam und behutsam aus der jeweiligen Form.

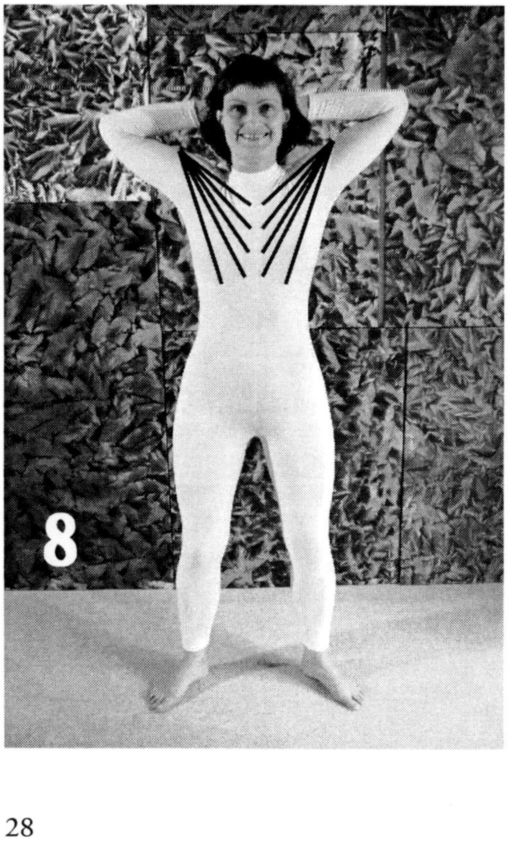

1 Großer und kleiner Brustmuskel

Stellen Sie die Füße etwas mehr als schulterbreit auseinander. Verschränken Sie die Hände am Hinterkopf. Ziehen Sie die Ellbogen soweit nach hinten, bis Sie eine deutliche Verlängerung der Brustmuskeln spüren (8). Drücken Sie kräftig die Hände gegen den Hinterkopf, so dass sich Armmuskeln und Halsmuskeln anspannen. Atmen Sie in diese Verlängerung bewusst hinein. Blicken Sie geradeaus ins Weite.

Halten Sie die Spannung 15-30 Sekunden. Lockern Sie sich und pendeln Sie die Arme hin und her.

Führen Sie diese Form 3 x aus.

2 Wadenmuskeln

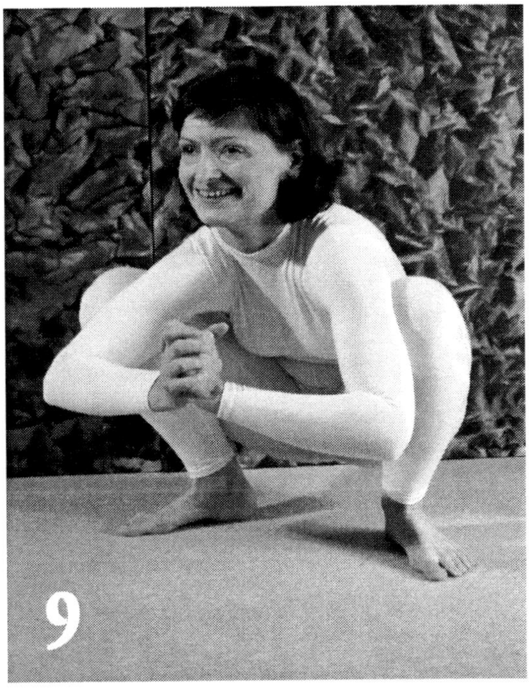

9

Es empfiehlt sich „Wadenmuskeln" und die anschließende Form „Großer und kleiner Brustmuskel" im Wechsel auszuführen. Jeweils 3 x.

Stellen Sie die Füße etwas mehr als schulterbreit auseinander. Drehen Sie die Füße leicht nach außen. Gehen Sie in die Hocke, versuchen Sie die Fersen am Boden zu lassen. Drücken Sie die Ellbogen von innen gegen die Knie (9). Sie sollten ein leichtes Ziehen in den Wadenmuskeln spüren. Bei stark verkürzten Wadenmuskeln, können Sie die Fersen anfangs nicht zu Boden bringen. Durch das Dehn-Anspannungs-Training wird Ihnen das jedoch bald gelingen. Spannen Sie die Wadenmuskeln kräftig 15-30 Sekunden an. Lösen Sie dann die Spannung, und bewegen Sie sich langsam nach oben. Lockern Sie sich. Begeben Sie sich nun fließend in die Form „Großer und kleiner Brustmuskel".

Versuchen Sie nach einigem Training mit parallel ausgerichteten schulterbreiten Füßen in die Hocke zu gehen (10).

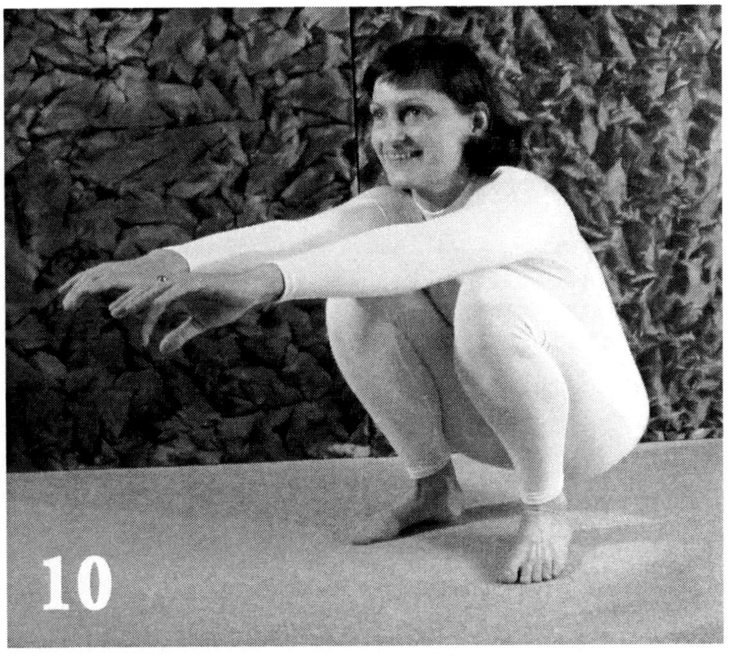

10

Alternative Wadenmuskel Dehn-Anspannungsform:

Setzen Sie sich mit gegrätschten Beinen hin. Legen Sie ein zusammengerolltes Handtuch auf die Fußsohle, dass Sie an beiden Enden festhalten. Ziehen Sie dabei die Fußspitze leicht zu sich heran. Spannen Sie die Wadenmuskeln kräftig 15-30 Sekunden an. Lösen Sie dann langsam die Spannung. Dehnen Sie dann bei gleichzeitiger Anspannung die Wadenmuskeln des anderen Beins. Danach bewegen Sie sich langsam nach oben. Lockern Sie sich. Begeben Sie sich nun fließend in die Form „Großer und kleiner Brustmuskel".

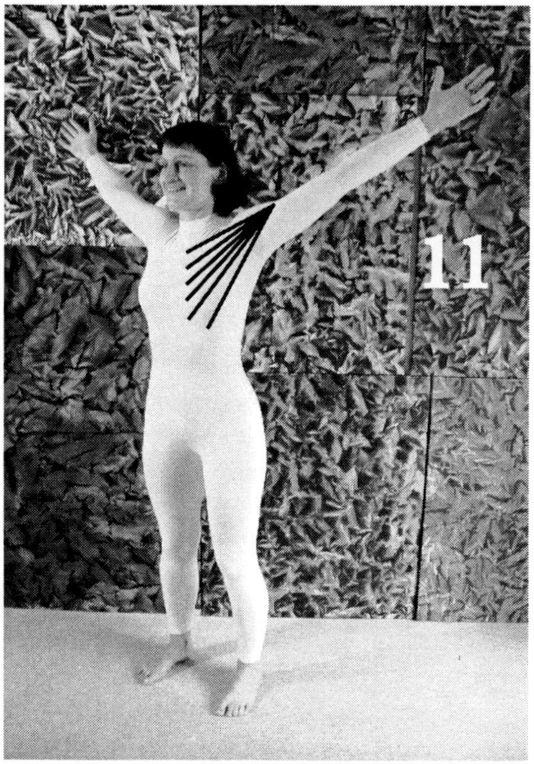

3 Großer und kleiner Brustmuskel

Bleiben Sie in der Fußstellung, die Sie in der Form „Wadenmuskeln" eingenommen haben. Beugen Sie leicht die Knie. Heben Sie die gestreckten Arme über den Kopf und bewegen Sie sie dort so weit voneinander weg, bis Sie in den Fingerspitzen ein Muskelziehen wahrnehmen (11). Spannen Sie die Armmuskeln und die Brustmuskeln an. Atmen Sie bewusst in diese Verlängerung hinein.

Halten Sie die Spannung 15-30 Sekunden.
Lockern Sie sich.

Führen Sie „Wadenmuskeln" und „Großer und kleiner Brustmuskel" im Wechsel jeweils 3 x aus.

4 Vierköpfiger Oberschenkelmuskel

Stellen Sie die Füße dicht nebeneinander, so dass sich die Fersen berühren. Drehen Sie die Zehen leicht nach außen. Beugen Sie leicht die Knie. Bewegen Sie den linken Fuß an das Gesäß. Halten Sie mit der linken Hand den Fußrücken fest.

Wichtig: Wenn Sie den Fuß an das Gesäß führen, achten Sie darauf, dass Sie dabei nicht das Knie nach außen verdrehen, und Sie kein Hohlkreuz bilden.

Ziehen Sie das linke Knie soweit nach hinten bis Sie ein deutliches Ziehen im vorderen Oberschenkel spüren (12). Drücken Sie den linken Fußrücken gegen die Handinnenfläche. Spannen Sie das linke Bein an, einschließlich der Gesäßmuskeln. Achten Sie auf eine aufrechte Körperorganisation (s.S. 51). Blicken Sie geradeaus ins Weite. Halten Sie die Spannung 15-30 Sekunden. Bewegen Sie den linken Fuß langsam zu Boden. Gehen Sie dann einige Schritte. Sie werden merken, dass Sie ein wenig hin und her wanken. Ein Merkmal dafür, dass Sie in der linken Bein-Beckenregion mehr Bewegungsfreiheit erreicht haben und das linke Bein etwas länger geworden ist. Lockern Sie die Beine. Wechseln Sie auf das andere Bein. Führen Sie die Form jeweils 3 x aus.

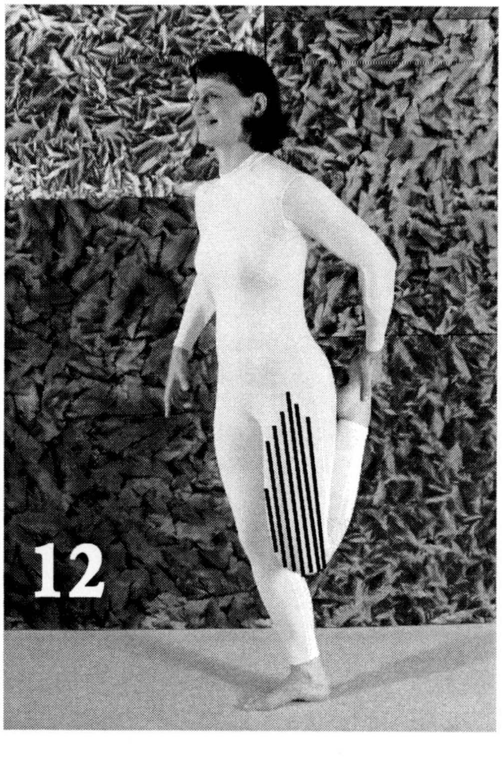

5 Hüftbeugemuskel

Bewegen Sie das linke Bein gestreckt in einem großen Schritt nach hinten. Nur der Vorderfuß berührt den Boden. Drücken Sie die Zehen kräftig gegen den Boden. Verlagern Sie das Körpergewicht auf das vordere Bein (13). Sie sollten ein leichtes Ziehen in der Leistengegend des linken Beines spüren.

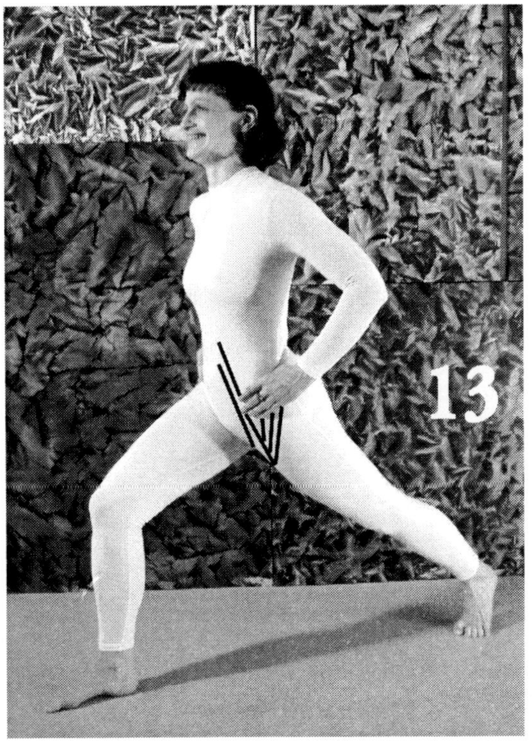

Achten Sie darauf, dass das gebeugte Knie nicht über den Fuß hinausragt. Stemmen Sie die Hände in die Taille. Wichtig: Der Oberkörper bleibt in der Lotrechten. (Fortgeschrittene können den Oberkörper leicht nach hinten neigen). Spannen Sie das linke Bein an, einschließlich der Gesäßmuskeln des linken Beines. Blicken Sie geradeaus ins Weite.

Halten Sie die Spannung 15-30 Sekunden.Lösen Sie sich ganz langsam aus diesem breiten Stand und lockern Sie die Beine. Wechseln Sie auf das andere Bein. Führen Sie die Form jeweils 3 x aus.

6 Muskeln der Oberschenkelinnenseiten und Hüftbeugemuskel

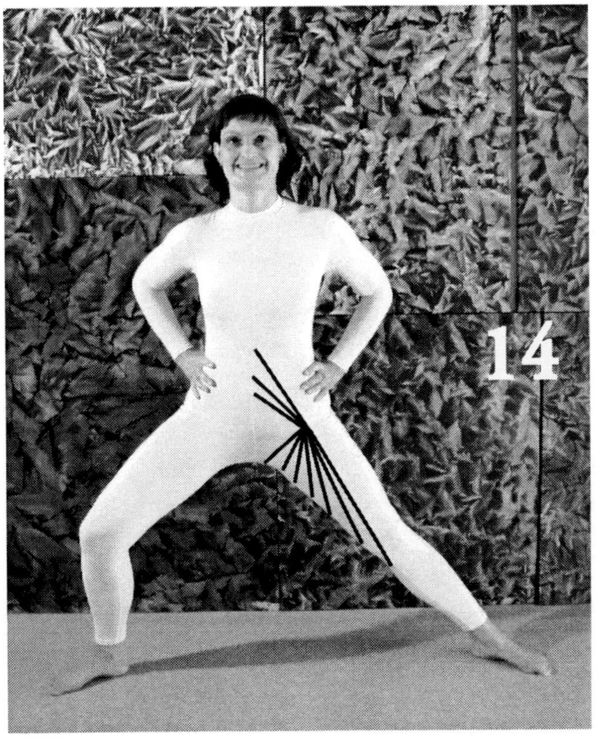

Bewegen Sie sich in einen breiten Stand. Drehen Sie die Zehen leicht nach außen. Verlagern Sie das Körpergewicht langsam auf das rechte Bein. Das linke Bein halten Sie gestreckt, während Sie das rechte Bein so weit beugen, bis Sie ein deutliches Ziehen in der linken Oberschenkelinnenseite spüren. Achten Sie darauf, dass Sie das beugende Knie direkt über die Zehen verlagern, anstatt es nach innen oder außen hin zu verdrehen.

Stemmen Sie die Hände in die Taille (14). Neigen Sie den Oberkörper leicht nach hinten. Spannen Sie das linke Bein an, einschließlich der linken Gesäßmuskeln. Blicken Sie geradeaus ins Weite. Halten Sie die Spannung 15-30 Sekunden. Lösen Sie sich ganz langsam aus diesem breiten Stand, und lockern Sie die Beine. Wechseln Sie auf das andere Bein.
Führen Sie die Form jeweils 3 x aus.

7 Seitliche Halsmuskeln

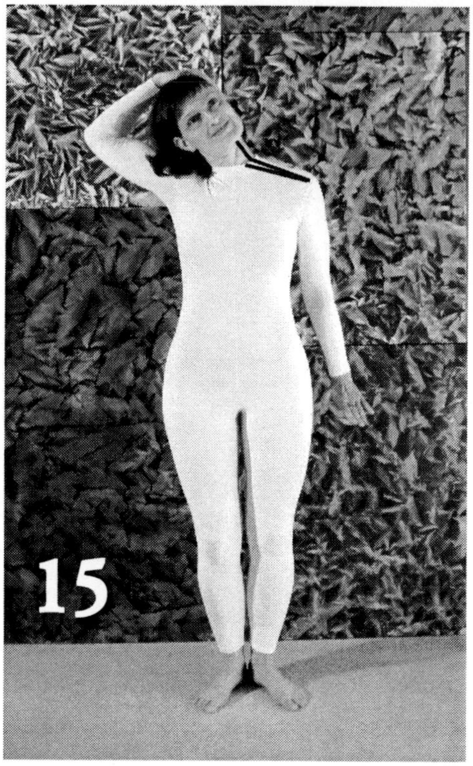

Stellen Sie die Füße dicht nebeneinander, so dass sich die Fersen berühren. Drehen Sie die Zehen leicht nach außen. Beugen Sie leicht die Knie. Mit dem Ausatmen ziehen Sie mit der rechten Hand langsam den Kopf seitlich in Richtung rechter Schulter. Ziehen Sie dabei die linke Schulter langsam nach unten (15). Spüren Sie, wie ein leichtes Ziehen von der linken Halsregion bis in die linke Hand ausstrahlt. Wenn Sie die Dehnung vergrößern wollen, dann ziehen sie den linken Arm weiter nach unten. Spannen Sie gleichzeitig den linken gestreckten Arm und die linken Halsmuskeln an, und drücken Sie die rechte Hand gegen den Kopf. Atmen Sie in diese Verlängerung bewusst hinein.

Halten Sie die Spannung 15-30 Sekunden.

Lockern Sie dann die Arme. Verlängern Sie danach die rechte Halsseite. Führen Sie die Form jeweils 3 x aus.

8 Muskeln der Oberschenkelrückseite und Wadenmuskeln

Legen Sie sich flach auf den Rücken. Fassen Sie ein Bein an der Oberschenkelrückseite an und ziehen es zum Oberkörper heran (16). Noch besser: legen Sie ein zusammengerolltes Handtuch auf die Fußsohle, dass Sie an beiden Enden festhalten. Ziehen Sie dabei die Fußspitze leicht nach unten. Sie sollten ein leichtes Ziehen auf der Oberschenkelrückseite und in den Wadenmuskeln des in der Luft gestreckten Beines spüren. Spannen Sie zusätzlich in diesem Bein die gesamten Beinmuskeln an, einschließlich der Gesäßmuskeln. Das andere Bein bleibt gestreckt am Boden.

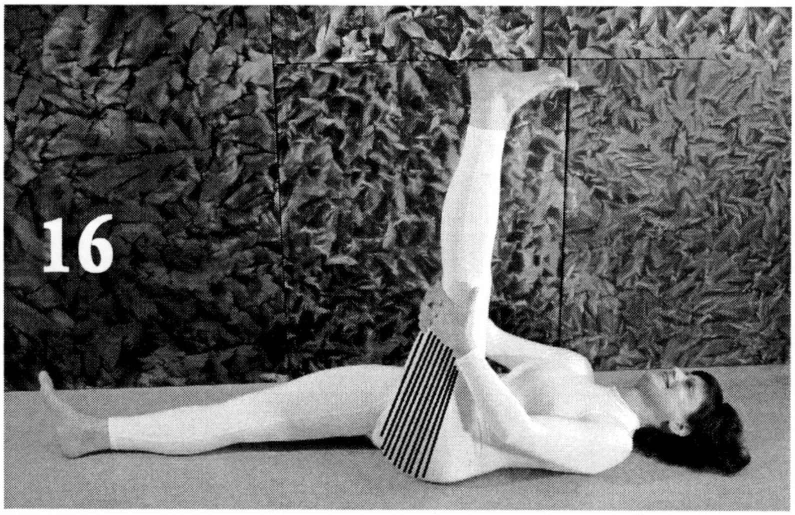

Halten Sie die Spannung 15-30 Sekunden. Wechseln Sie auf das andere Bein.

Führen Sie die Form jeweils 3 x aus.

Die 25 Trainingsformen

1 Drehung nach rechts, Drehung nach links

Ausgangsposition:

Bewegen Sie die Füße schulterbreit auseinander. Drehen Sie die Zehen etwas nach außen. Beugen Sie leicht die Knie.

Einatmen:

Atmen Sie tief und großräumig ein. Drehen Sie sich dabei nach rechts. Das rechte Knie bleibt beim Drehen leicht gebeugt. Drehen Sie gleichzeitig das linke Bein nach innen. Drücken Sie dabei die Zehen des linken Fußes in den Boden. Die linke Ferse hebt vom Boden ab. Drehen Sie Kopf, Schultern und Arme aktiv mit, und unterstützen Sie dadurch die Ausdehnung des Brustkorbes (17).

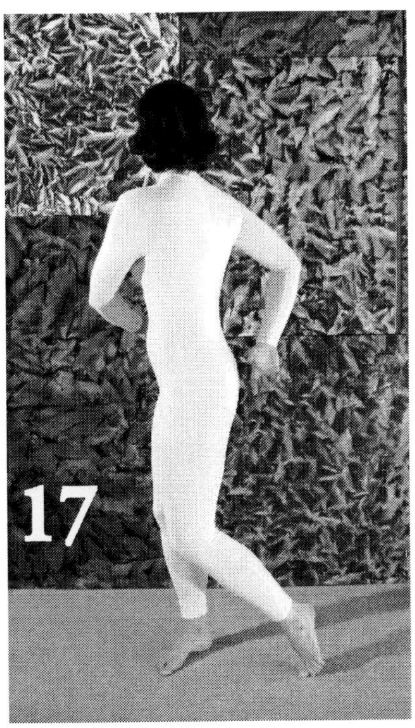

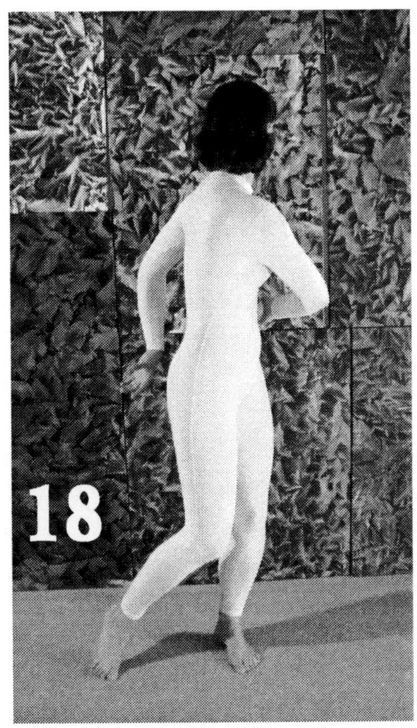

Ausatmen:

Atmen Sie langsam und tief aus. Drehen Sie sich dabei nach links. Das linke Knie bleibt beim Drehen leicht gebeugt. Drehen Sie gleichzeitig das rechte Bein nach innen. Drücken Sie dabei die Zehen des rechten Fußes in den Boden. Die rechte Ferse hebt vom Boden ab. Unterstützen Sie die Ausatmung, indem Sie Kopf, Schultern und Arme aktiv mitdrehen (18).

Führen Sie die Form mindestens 12x aus. Danach gehen Sie in die Ausgangsposition.
Atmen Sie nun bei der Links-Drehung ein und bei der Rechts-Drehung aus.
Führen Sie diese Form ebenfalls mindestens 12 x aus.

2 Arme schwingen

Ausgangsposition:
Bewegen Sie die Füße schulterbreit auseinander. Drehen Sie die Zehen etwas nach außen. Beugen Sie leicht die Knie. Verlagern Sie das Gewicht vollständig auf den linken Fuß. Bewegen Sie den gewichtslosen rechten Fuß schräg nach vorne. Das Knie wird dabei leicht gestreckt. Drehen Sie den Fuß leicht nach außen. Er berührt nur den Boden. Das Körpergewicht ruht immer noch auf dem hintern Bein, dessen Knie gebeugt ist. Die Arme hängen locker am Körper. Blicken Sie geradeaus ins Weite.

Einatmen:
Atmen Sie ein, verlagern Sie das Körpergewicht auf den rechten Fuß, beugen Sie dabei das rechte Knie und schwingen Sie die Arme weit nach oben. Der Kopf folgt der Aufwärtsbewegung der Arme. Die linke Ferse hebt dabei vom Boden ab (19).

Ausatmen:
Atmen Sie aus, schwingen Sie die Arme weit nach hinten, der Kopf folgt der Abwärtsbewegung der Arme. Verlagern Sie gleichzeitig das Körpergewicht auf das hintere Bein, und beugen Sie das hintere Knie. Der rechte Vorderfuß hebt vom Boden ab (20).

Führen Sie diese Form 1-2 Minuten aus. Wechseln Sie dann auf das andere Bein.

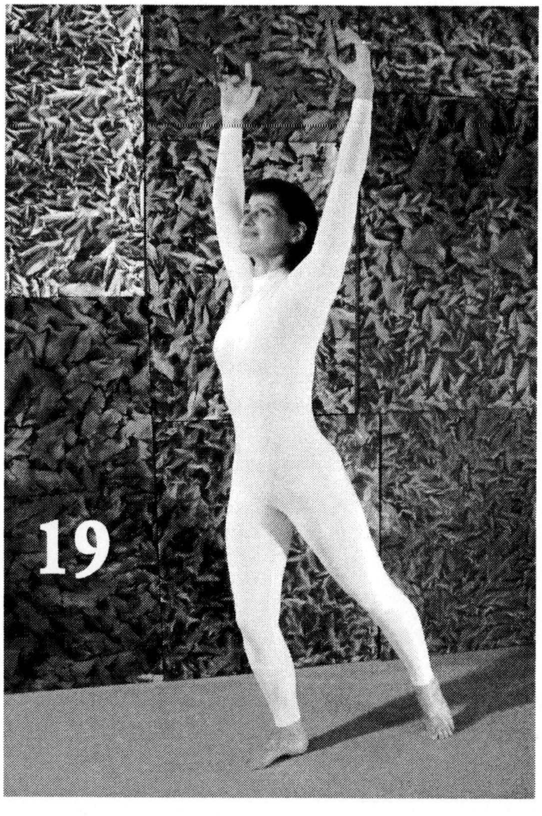

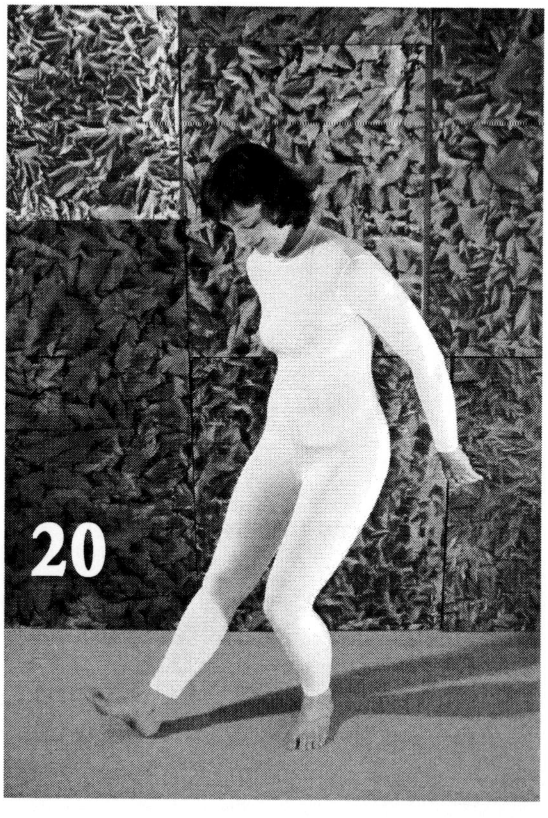

3 Atmender Stein

Ausgangsposition:
Setzen Sie sich, wenn möglich, auf die Fersen, und beugen Sie langsam den Rumpf nach vorne, bis der Kopf vor den Knien liegt und die Stirn den Boden berührt. Legen Sie die Arme neben den Körper, so dass die Handrücken neben den Füßen liegen (21).

Einatmen:
Beginnen Sie einzuatmen. Zeitversetzt (s.S. 17, Frage 14) breiten Sie den Brustkorb sichtbar zu allen Seiten hin aus. Dabei heben sich Rumpf und Arme. Die Handrücken schweben leicht über dem Boden. Atmen Sie so raumgreifend wie möglich ein (22).

Ausatmen:
Beginnen Sie auszuatmen. Zeitversetzt senkt sich der Rumpf, und die Handrücken berühren wieder den Boden (21).

Fortgeschrittene lenken die Aufmerksamkeit beim Einatmen zusätzlich auf die Halsregion und den Bauch.

Führen Sie die Form 12 x aus.

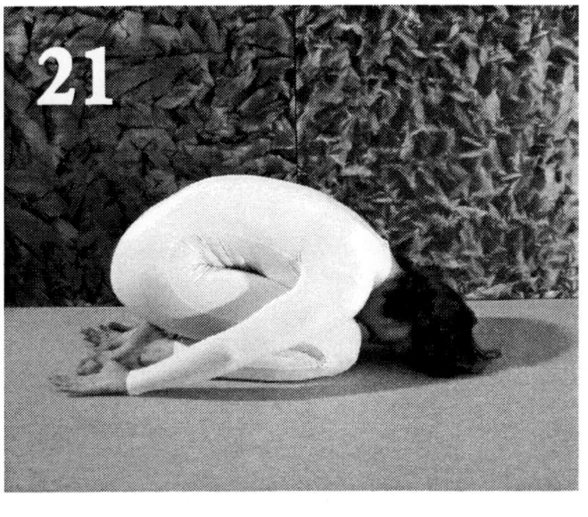

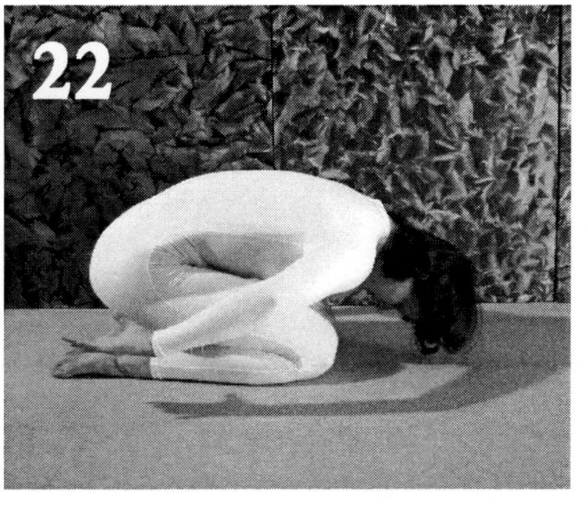

4 Bauch in den Boden drücken

Ausgangsposition:
Legen Sie sich auf den Rücken, und winkeln Sie die Beine so an, dass der untere Teil des Rückens (Lendenbereich) auf dem Boden aufliegt. Legen Sie die Arme dicht neben den Körper. Die Handinnenflächen berühren den Boden.

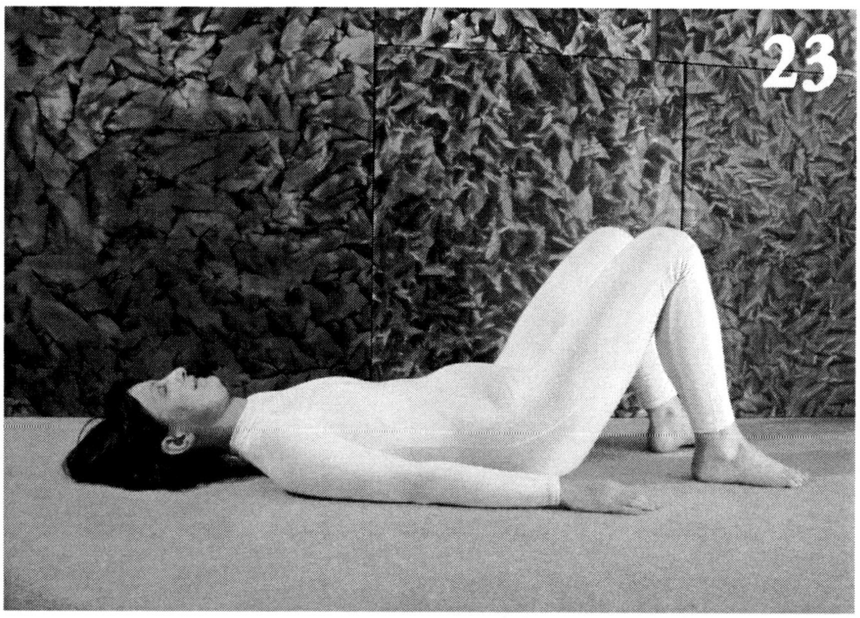

Einatmen:
Atmen Sie tief und langsam ein, so dass sich der Bauch nach oben wölbt.
(23, 24)

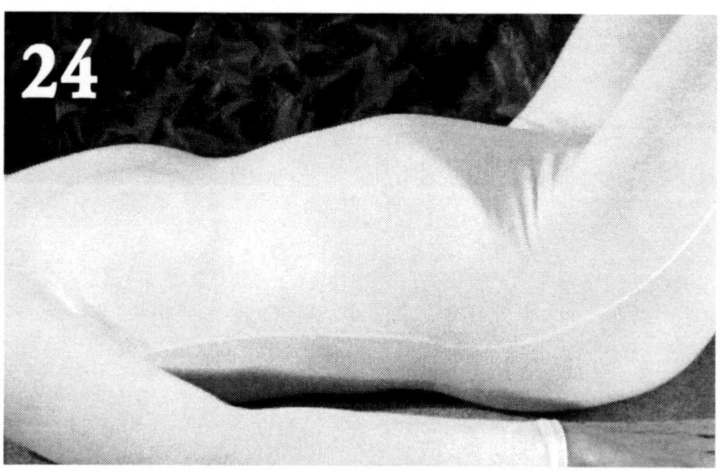

Atmen Sie weiter ein, spreizen sie die Rippen; zuletzt heben Sie leicht beide Schlüsselbeine (s.S. 84).

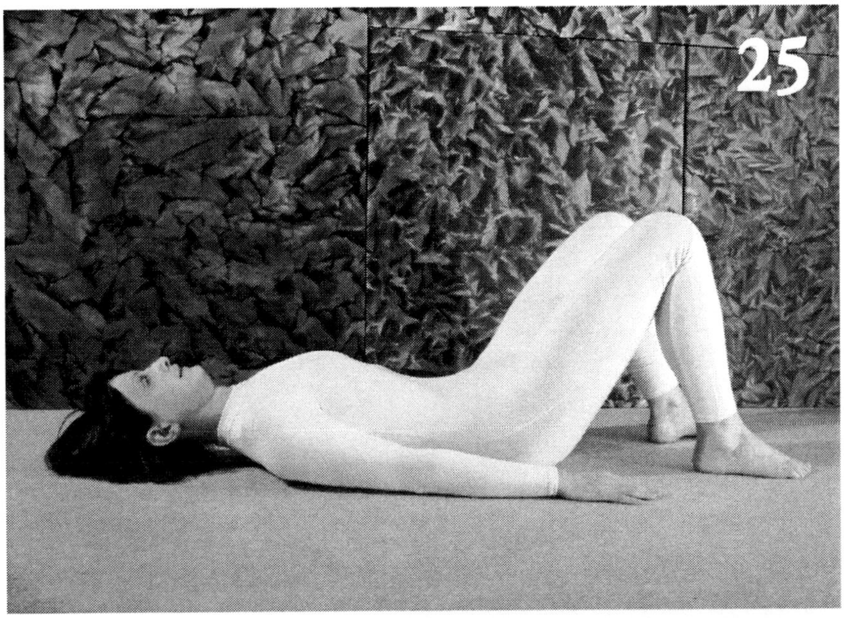

Ausatmen:
Atmen Sie langsam und gelöst aus. Dabei senken Sie zunächst beide Schlüsselbeine; dann ziehen Sie die Rippen zusammen und zuletzt drücken Sie den Bauch in den Boden (25, 26).

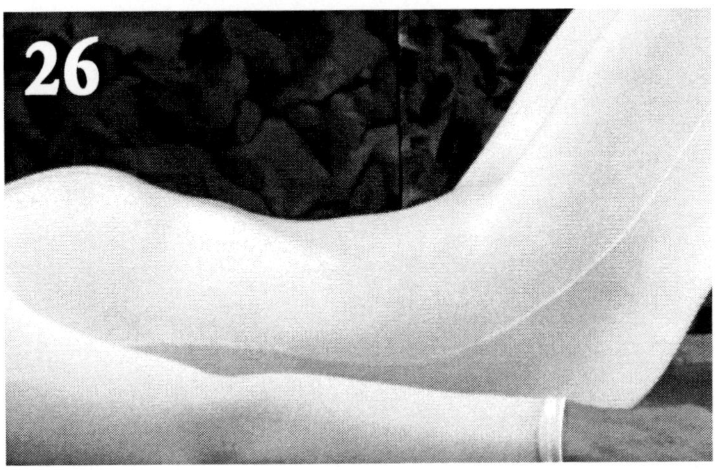

Atmen Sie so lange aus, bis der Einatmungsreflex ausgelöst wird. Der Bauch wölbt sich beim Einatmen wieder nach oben. Führen Sie die Form mindestens 6 x aus.

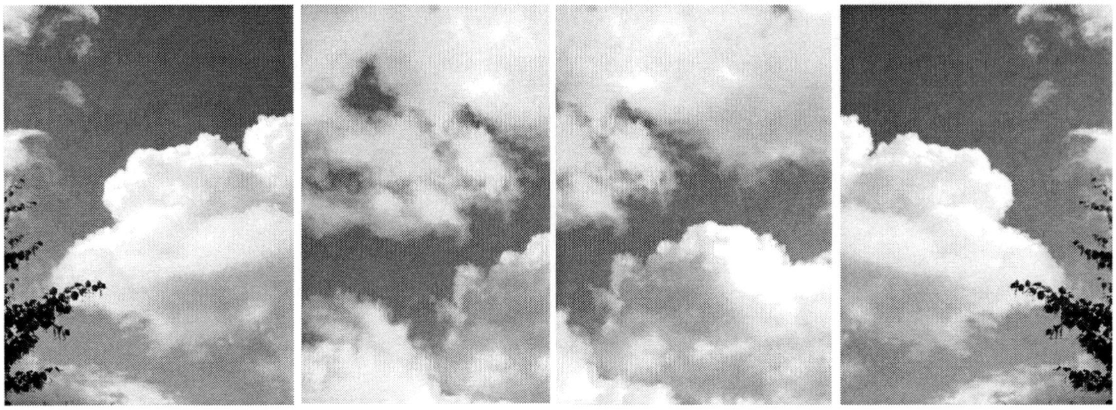

5 Luft umarmen

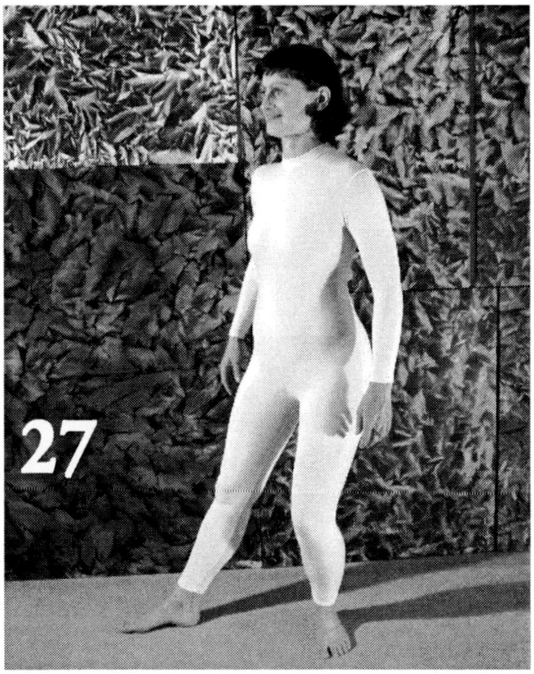

27

Ausgangsposition:

Bewegen Sie die Füße schulterbreit auseinander. Drehen Sie die Zehen etwas nach außen.

Beugen Sie leicht die Knie.

Verlagern Sie das Gewicht vollständig auf den linken Fuß.

Bewegen Sie den gewichtslosen rechten Fuß schräg nach vorne.

Das Knie wird dabei leicht gestreckt.

Der rechte Fuß wird physiologisch leicht nach außen gedreht. Dieser Fuß berührt nur leicht den Boden.

Das Körpergewicht ruht immer noch auf dem hintern Bein; dessen Knie ist gebeugt.

Die Arme hängen gelöst neben dem Körper.

Blicken Sie geradeaus ins Weite (27).

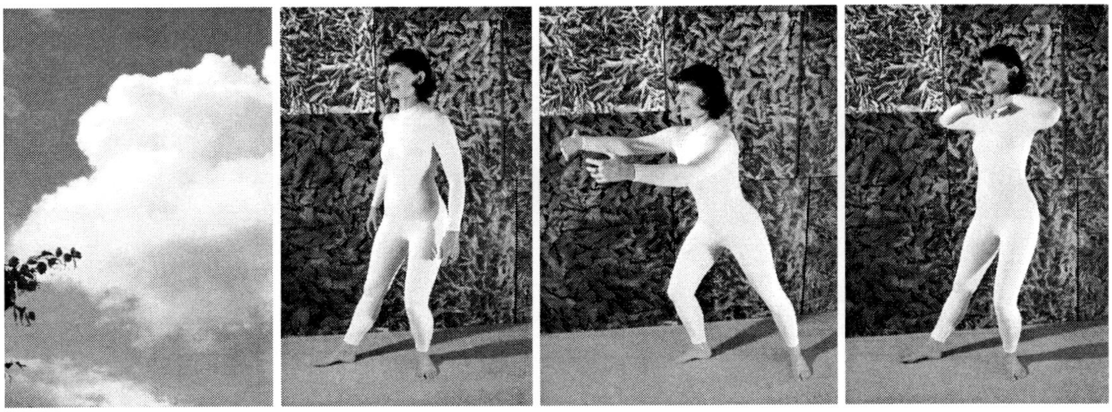

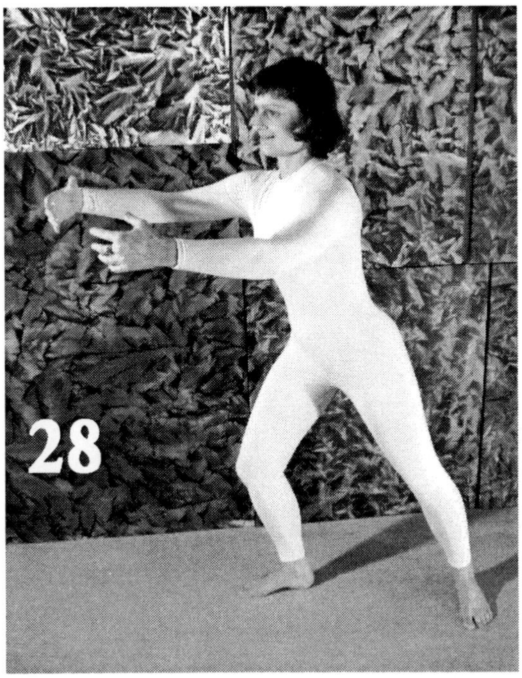

Einatmen:
Beginnen Sie einzuatmen. Zeitversetzt verlagern Sie das Körpergewicht auf den gewichtslosen Fuß. Der Fuß „füllt" sich mit Gewicht. Dabei beugen Sie das Knie. Das Knie immer nur so weit beugen, dass es nicht über den Fuß hinausragt. Zeitgleich mit der Gewichtsverlagerung entfalten Sie den Brustkorb und bewegen die Arme raumgreifend im Bogen vor den Körper, so als ob Sie einen großen Ballon umschließen würden. Stellen Sie sich vor, Sie greifen mit allen zehn Fingern Luft (28).

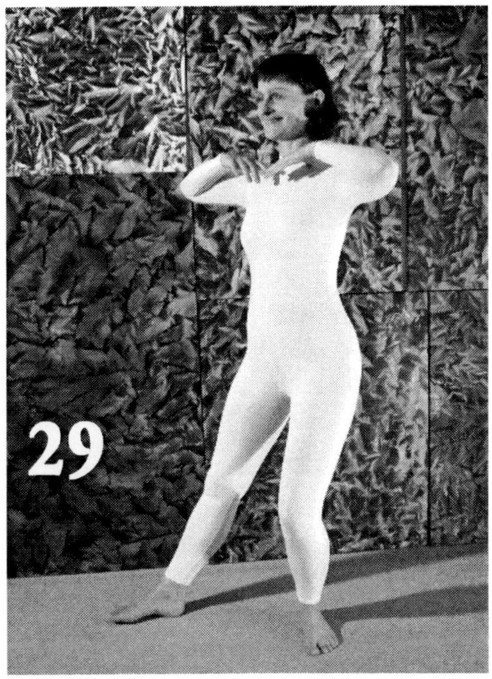

Ausatmen:
Beginnen Sie auszuatmen. Zeitversetzt verlagern Sie das Körpergewicht auf das hintere Bein, dessen Fuß sich langsam mit Gewicht „füllt". Beugen Sie dabei das hintere Knie. Während der Gewichtsverlagerung ziehen Sie die Arme zu sich heran, so weit bis die Daumen die Schlüsselbeine berühren (29). Die Ausatmung erfolgt durch leicht zusammengepresste Lippen.

Diese Form 6 x ausführen.

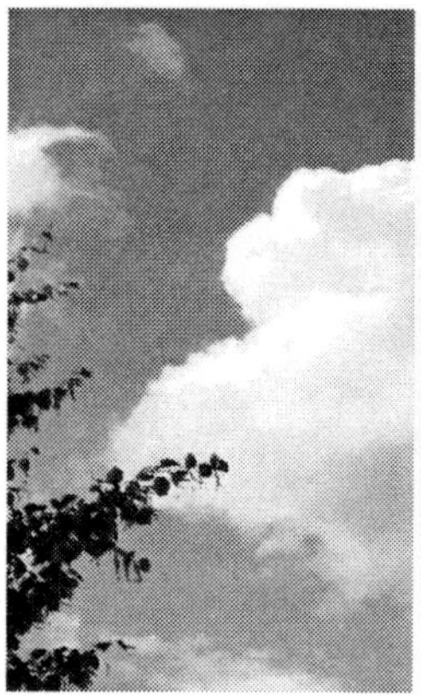
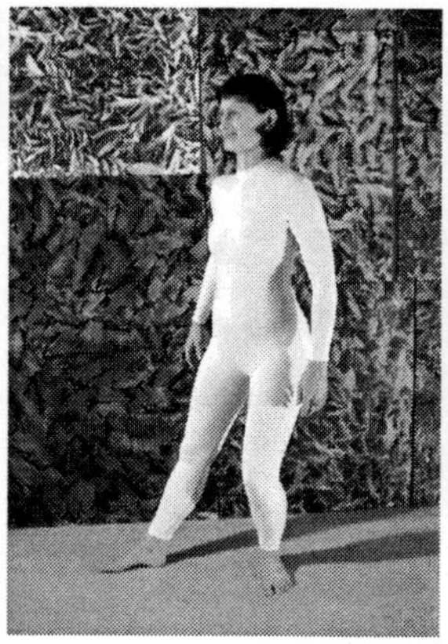
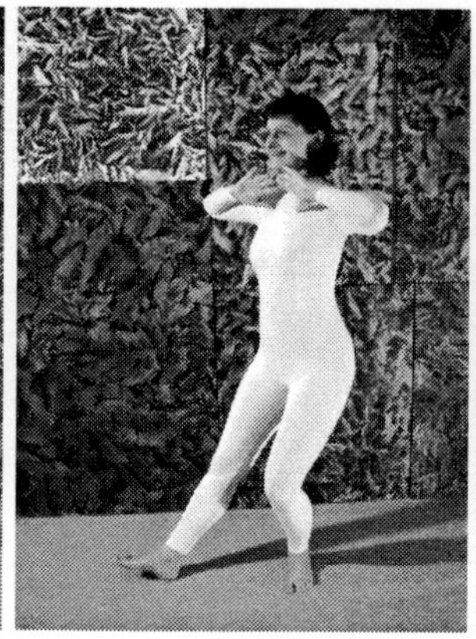
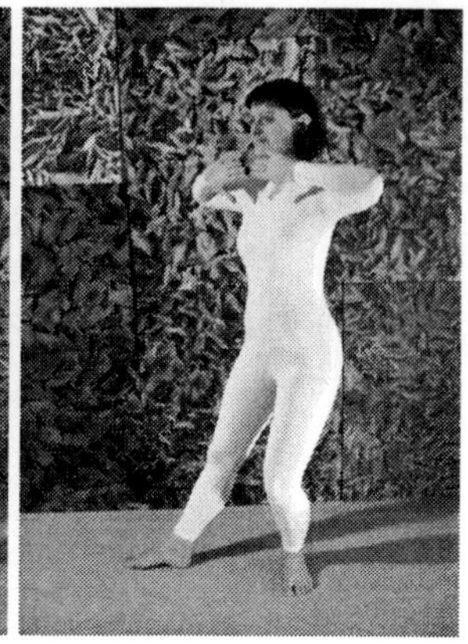

Erinnern Sie sich: Die Geschwindigkeit und der Rhythmus der Vor- und Rückwärtsbewegung passt sich der Geschwindigkeit und dem Rhythmus der Atmung an, nicht umgekehrt! Bleiben Sie in dieser Fußposition, also rechter Fuß vor dem Körper (27). Das Gewicht verlagern Sie ganz und gar auf den hinteren Fuß. Die Ferse des rechten Fußes berührt nur leicht den Boden. Lassen Sie die Arme entlang des Körpers locker hängen.

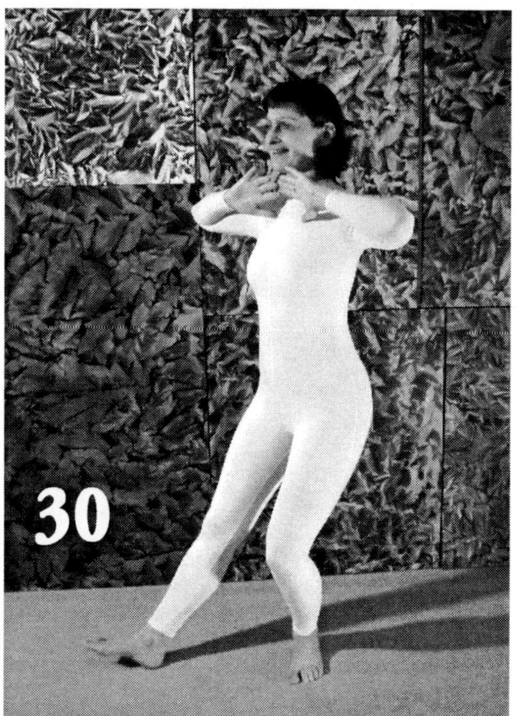

Einatmen:
Atmen Sie jetzt ein. Bewegen Sie gleichzeitig die Hände an die Schlüsselbeine, die Daumen berühren dabei die Schlüsselbeine (30).

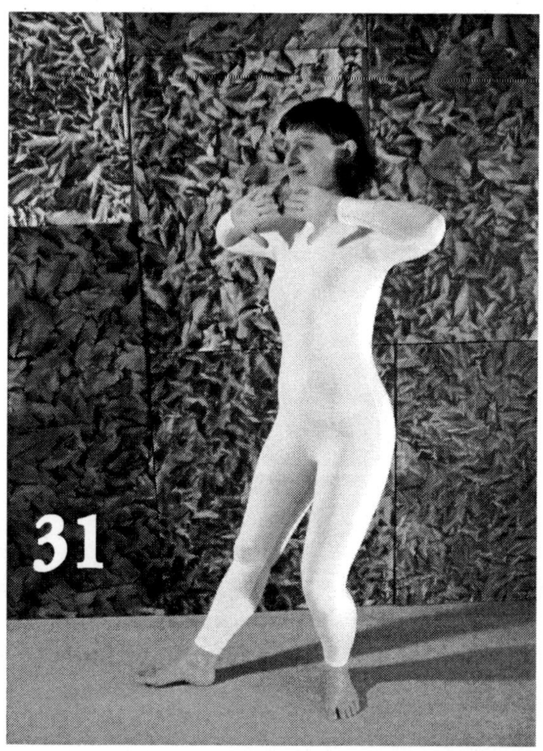

Ausatmen:
Atmen Sie aus, zeitversetzt stoßen Sie dabei mit den Handinnenflächen die Luft von sich weg (31) und verlagern das Körpergewicht auf den vorderen rechten Fuß; dabei beugen Sie das rechte Knie (32, 33).

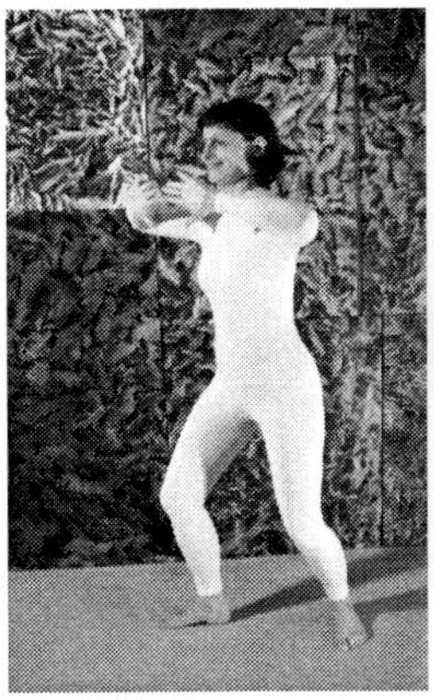
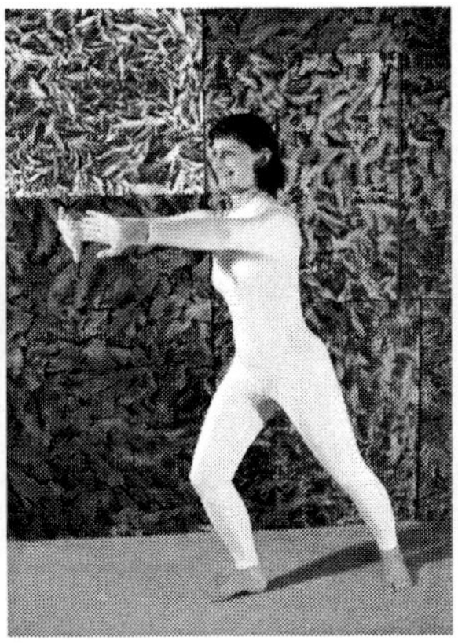
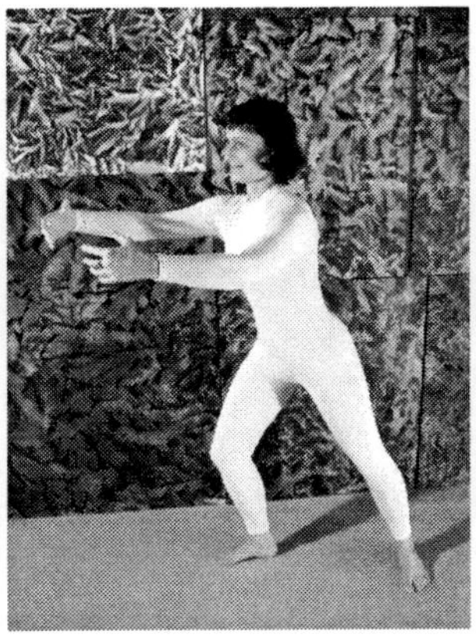
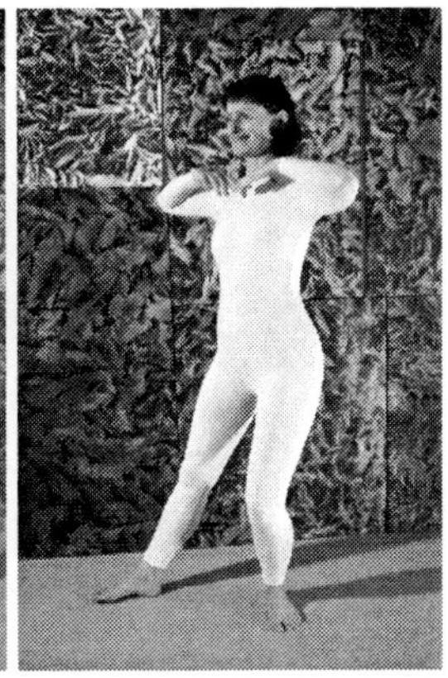

Einatmen:
Atmen Sie ein; zeitversetzt verlagern Sie das Gewicht auf das linke Bein; beugen Sie dabei das hintere Knie. Gleichzeitig bewegen Sie die Arme wieder im großen Bogen (28) so weit zu sich heran, bis die Daumen die Schlüsselbeine berühren (29). Führen Sie diese Form ebenfalls 6 x aus.

Lockern Sie sich. Gehen Sie wieder in die Ausgangsposition (27). Allerdings: diesmal führen Sie den linken Fuß nach vorne. Wiederholen Sie das Spiel von Ein- und Ausatmung beim Vor- und Zurückbewegen. Das heißt: 6 x bei der Vorwärtsverlagerung einatmen, danach 6 x bei der Rückwärtsverlagerung einatmen.

Wichtig: Die Ausatmung erfolgt bei dieser Form immer durch leicht zusammengepresste Lippen.

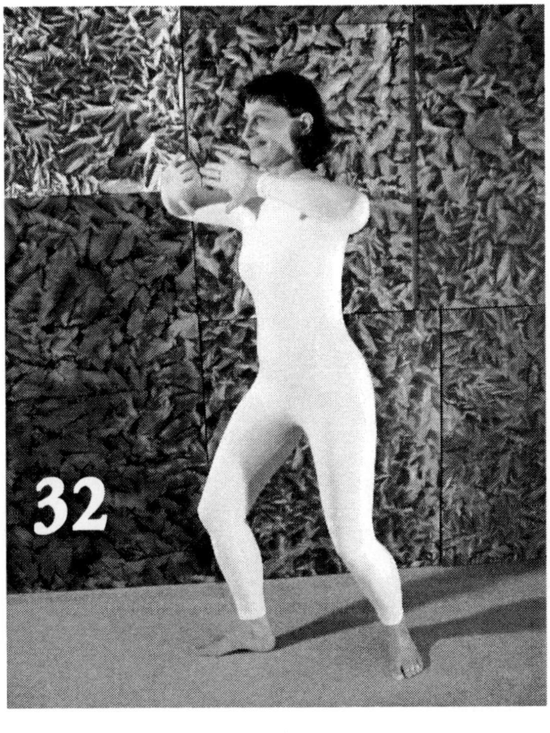
32

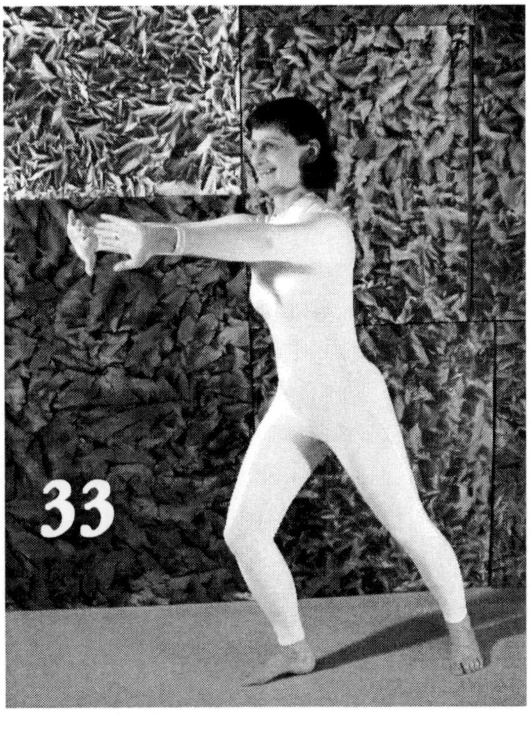
33

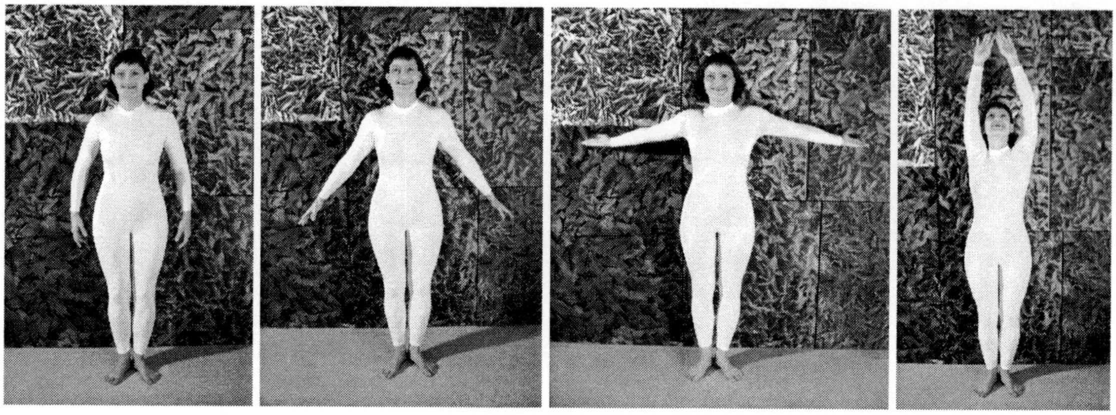

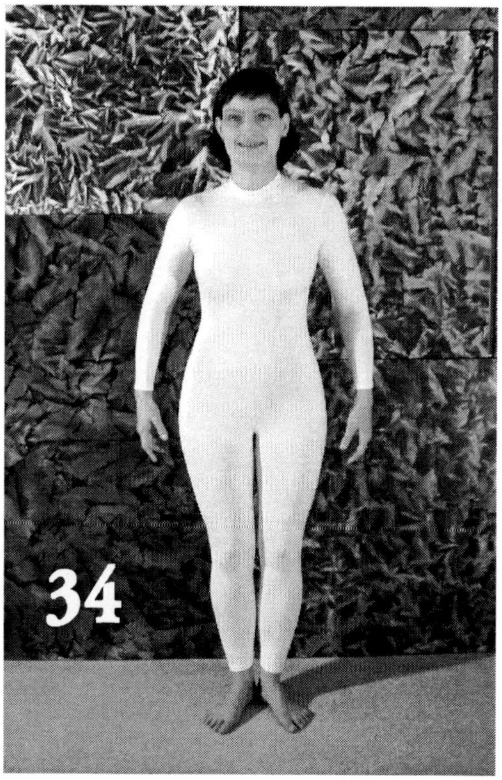

6 Rumpfbeugung nach vorne

Menschen mit erhöhtem Blutdruck empfehle ich diese Form nicht.

Ausgangsposition:

Stellen Sie die Füße dicht nebeneinander, so dass sich die Fersen berühren. Drehen Sie die Zehen leicht nach außen. Beugen Sie leicht die Knie. Die Arme hängen gelöst neben dem Körper (34).

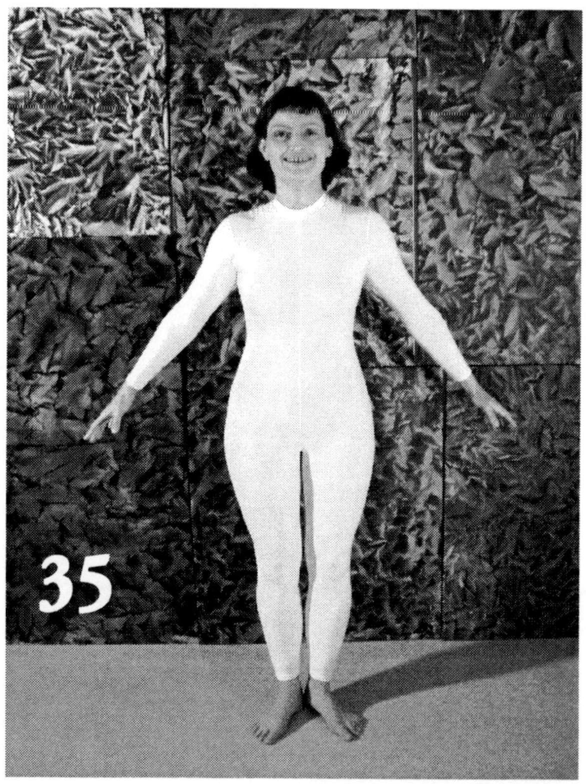

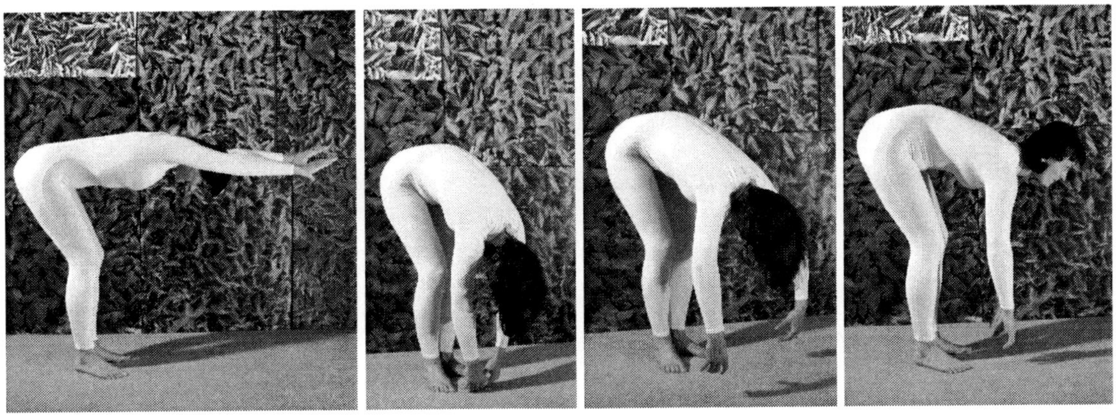

Einatmen:
Beginnen Sie einzuatmen. Zeitversetzt heben Sie die Arme mit gestreckten Ellenbogen in die seitliche waagerechte Ebene (35). Dann drehen Sie die Handinnenflächen nach oben (36). Spüren Sie bewusst die Dehnung des Brustkorbes, die Brust wölbt sich leicht vor. Führen Sie die Hände weiter bis über den Kopf, so dass sich die Zeigefinger leicht berühren. Die Handinnenflächen zeigen dabei nach vorne. Beim Aufwärtsbewegen der Arme bewegen Sie den Kopf nach oben (37).

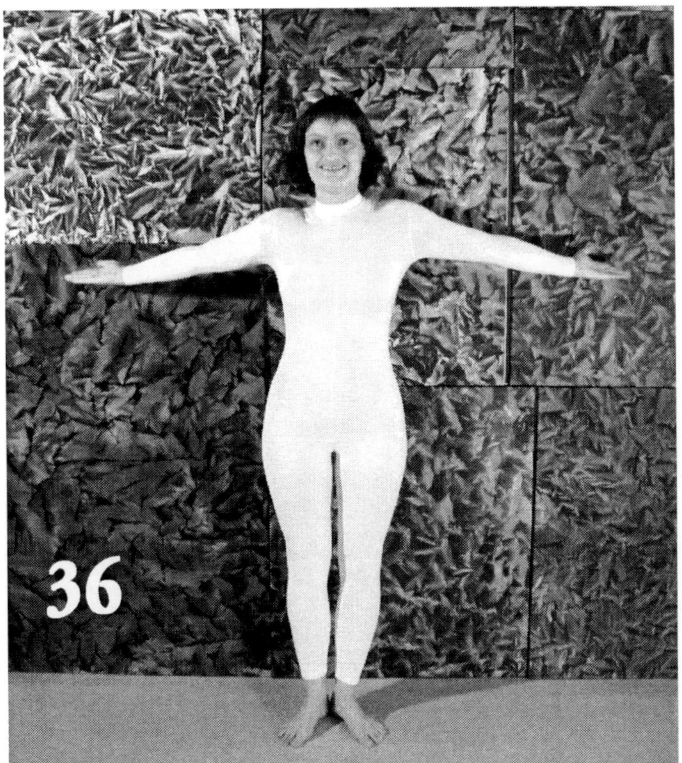

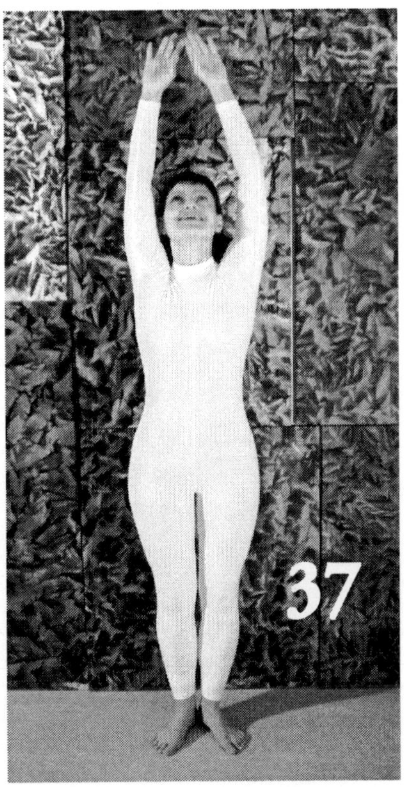

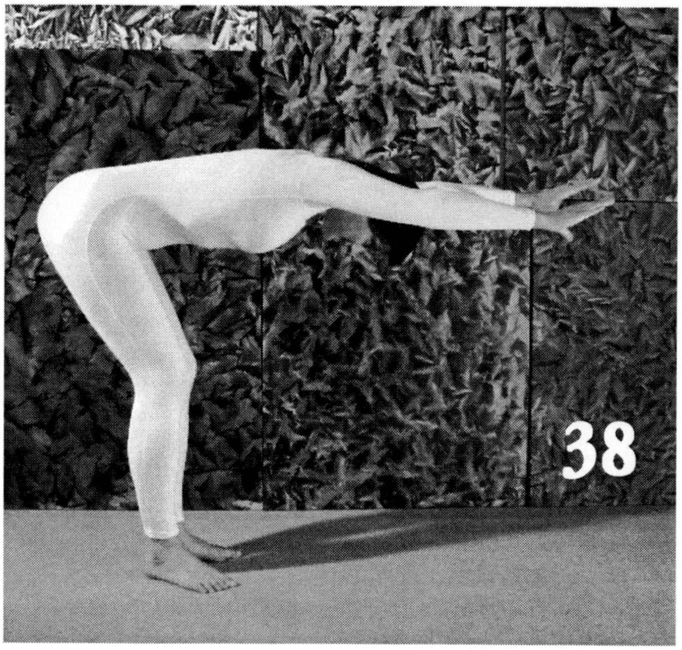

Ausatmen:
Beginnen Sie auszuatmen. Zeitversetzt strecken Sie das Gesäß nach hinten und bewegen sich langsam mit geradem Rücken nach unten bis die Finger den Boden berühren. Dabei bleiben die Knie die ganze Zeit leicht gebeugt (38).

Wichtig: Beugen Sie sich nicht mit einem Katzenbuckel und mit gestreckten Beinen nach unten, das führt zu einer unphysiologischen Belastung der Lendenwirbelsäule.

Bleiben Sie gebeugt und atmen Sie auf folgende Weise 4 x ein und aus:

Einatmen während der Beugephase:
Atmen Sie so akzentuiert ein, dass sich der Brustkorb dabei sichtbar ausdehnt. Die hängenden Arme folgen der Brustkorb-Ausdehnung und bewegen sich seitlich nach vorne (39).

Ausatmen während der Beugephase:
Atmen Sie so aus, dass sich der Brustkorb sichtbar verkleinert und die Hände sich wieder in der Mitte berühren (40).

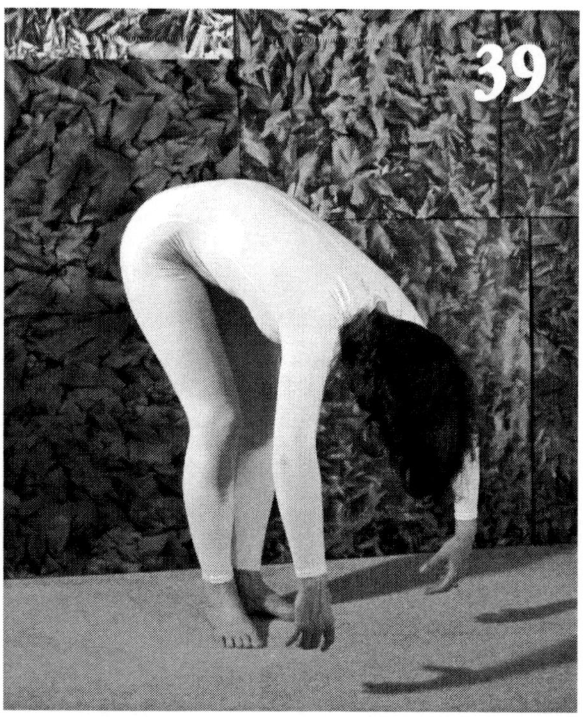

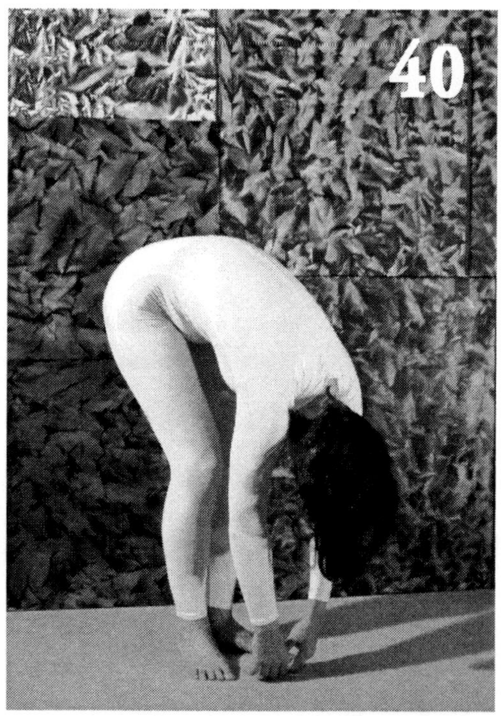

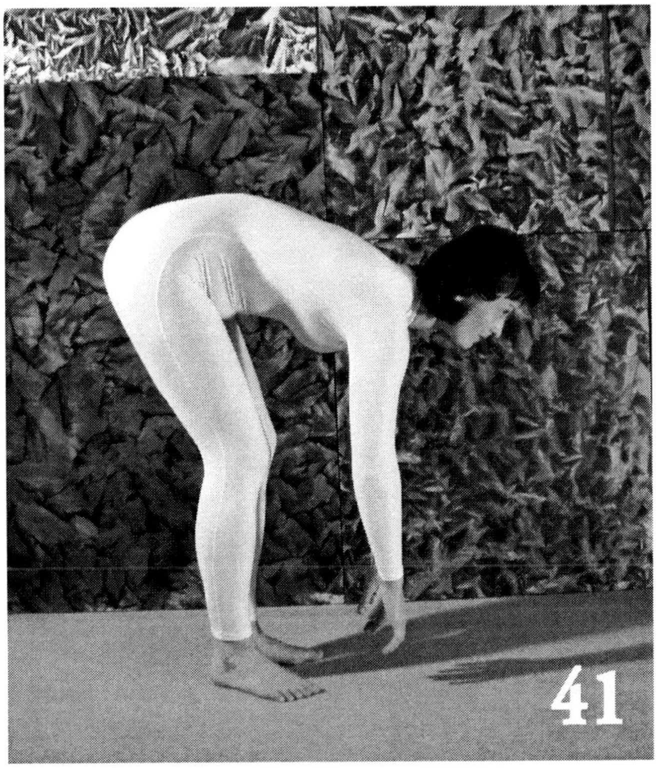

41

Einatmen beim Wiederaufrichten: Steuern Sie den Hals langsam aufwärts; dadurch erzeugen Sie den Einatmungs-Reflex (41).

Richten Sie sich gemächlich auf, und führen Sie die Arme wieder über den Kopf und dann entlang der Seiten abwärts (37-34 siehe unten). Bei dieser Abwärtsbewegung der Arme atmen Sie aus.

Wichtig: Normalerweise kippt man automatisch den Kopf in den Nacken, was zu einer Überbelastung der Halswirbel führt. Daher: Aktivieren Sie bewusst die vorderen Halsmuskeln. Auf diese Weise richten Sie sich wirbelsäulenschonend auf.

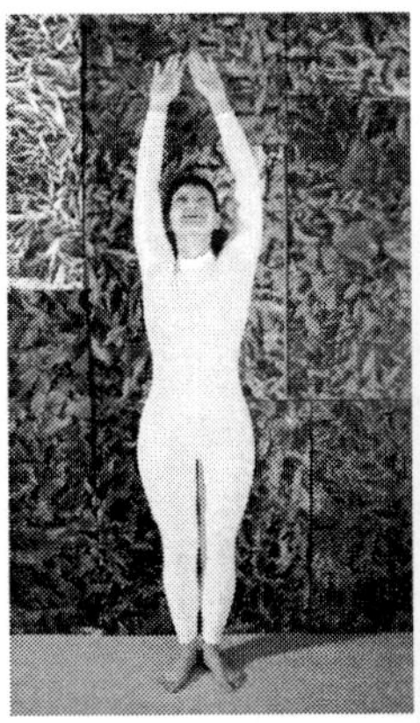

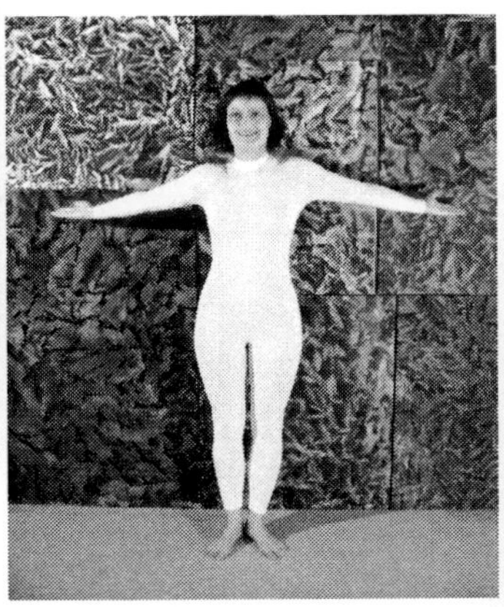

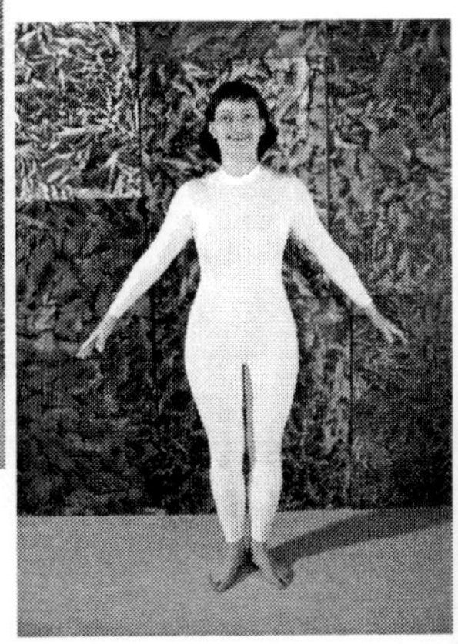

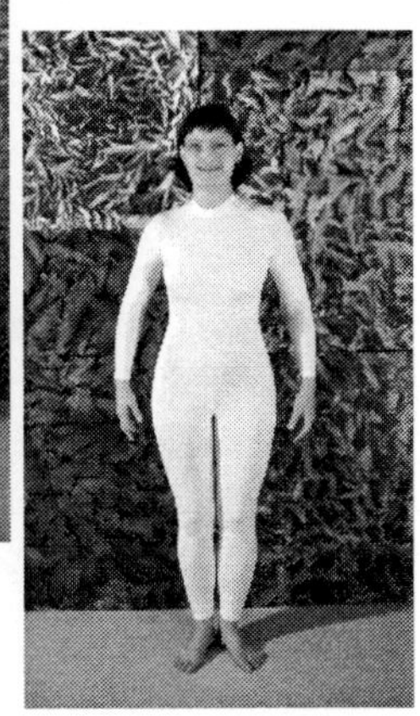

Atmen Sie zur Erholung 1-2 x ein und aus.

Führen Sie die Form 3 x aus.

7 Atemschaukel im Liegen

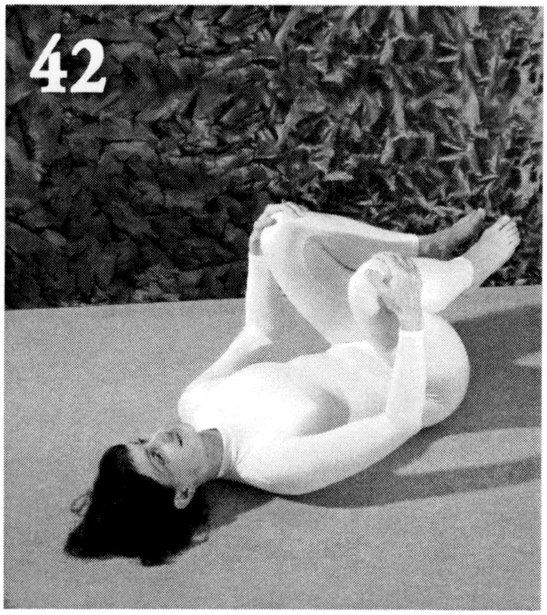

Ausgangsposition:

Legen Sie sich auf den Rücken. Ziehen Sie die Knie locker zur Brust. Die Füße schweben in der Luft. Fassen Sie beide Knie an. Die Ellbogen sind leicht gebeugt (42).

Atmen Sie jetzt ein.

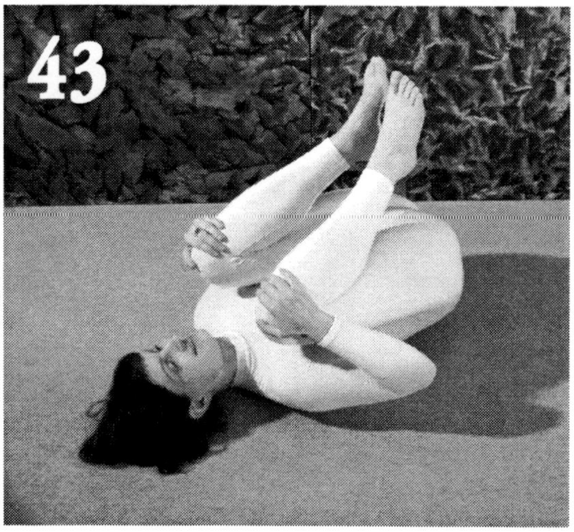

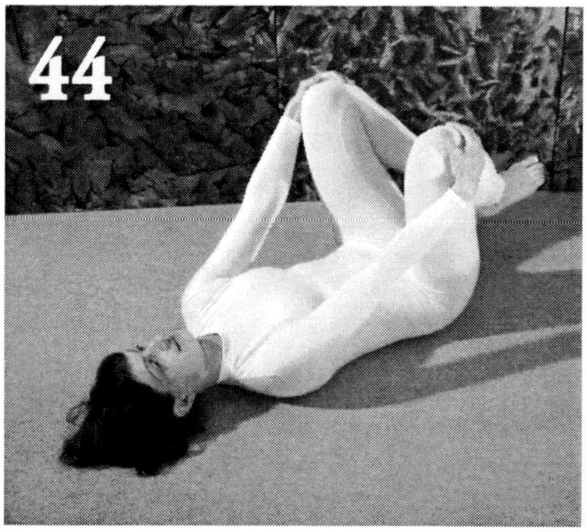

Ausatmen:
Atmen Sie durch leicht zusammengepresste Lippen aus. Ziehen Sie dabei mit den Händen die Knie dicht an den Brustkorb heran. Stellen Sie sich vor, wie durch das Ausströmen der Luft die Knie an den Brustkorb herangezogen werden (43).

Einatmen:
Atmen Sie ein. Bewegen Sie dabei die Knie von sich weg. Lassen Sie die Hände die ganze Zeit an beiden Knien. Am Ende der Einatmen sind die Ellbogen gestreckt. Spüren Sie, wie durch das Einströmen der Luft die Knie wegbewegt werden (44).

Führen Sie die Form mindestens 12 x aus.

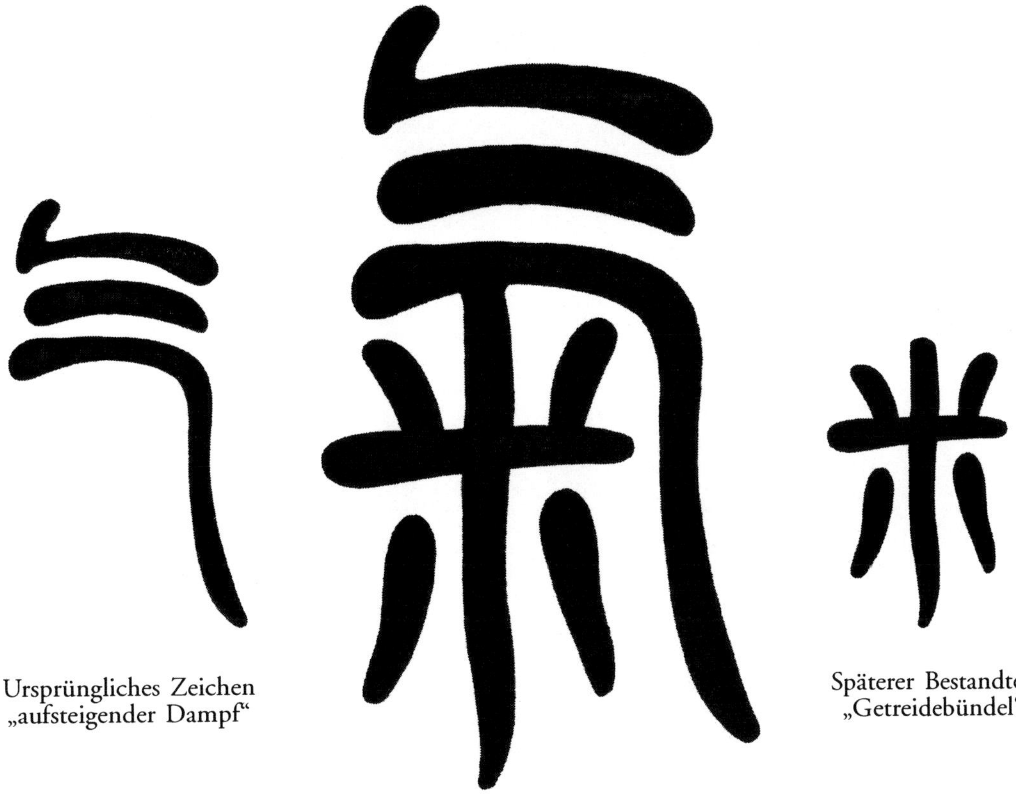

Ursprüngliches Zeichen
„aufsteigender Dampf“

Späterer Bestandteil
„Getreidebündel“

Steinabreibung des archaischen
chinesischen Zeichens „Qi“
(kleine Siegelschrift)

Qi

Qi (sprich Tschi) bedeutet u.a. „Aufsteigender Dampf, Nebel, Luft, Gas, Atmung und alle an der Atmung direkt beteiligten physiologischen Aktivitäten, funktionelle Vitalität des Organismus, Lebensenergie, Atmosphäre auch im Sinne von zwischenmenschlichen Beziehungen“.

Der Begriff Qi spielt sowohl in der traditionellen chinesischen Medizin, als auch in den chinesischen und japanischen Kampfkünsten eine Hauptrolle. Er hat leider im Laufe der Abschwächung traditioneller Kulturwerte Chinas durch den Kontakt mit der westlichen Denkweise zu unbrauchbaren Mystifizierungen geführt. Kehrt man aber zurück zu der graphischen Herkunft des Zeichens Qi, und weiß, dass Altchinesisch eine emblematische Sprache ist, der es nicht darum ging, abstrakte Konzepte in die Welt zu setzen, kommen interessante und auch praktische Überlegungen hervor.

Das ursprüngliche Zeichen zeigt, auf hochstilisierte Weise, das Bild von „aufsteigendem Dampf“, wie zum Beispiel der Dampf, der bei kaltem Wetter aus dem Mund entweicht oder durch Sonneneinstrahlung von einer regennassen Wiese emporsteigt. Später wurde unten ein zweiter Bestandteil für „Getreidebündel“ hinzugefügt: einigen Experten zufolge führt dies zu einem anderen Sinnbild, nämlich das der Kraft, die den Deckel eines kochenden Reistopfes hochhüpfen läßt.

Diese Sinnbilder sprechen für eine aufsteigende Bewegung von feinstofflicher Materie und auch für Leichtigkeit und Unfühlbarkeit. Das Qi des Körpers wäre demnach nichts anders als eine sehr feine, fast unmerkliche Regung des gesamten Organismus, die ihn aufrecht und gesund hält. Selbstverständlich, dass Bewegung, insbesondere Atmung, für ein „fließendes Qi“ sorgen.

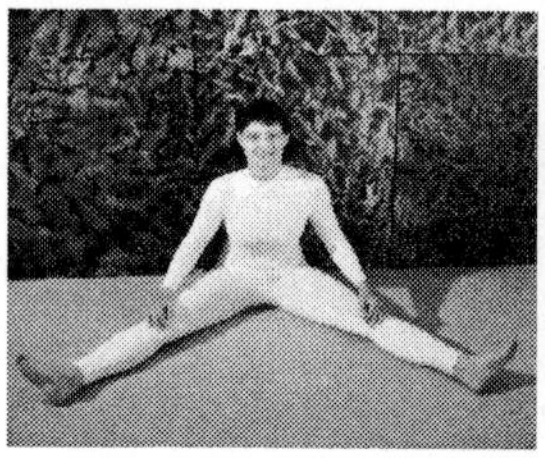
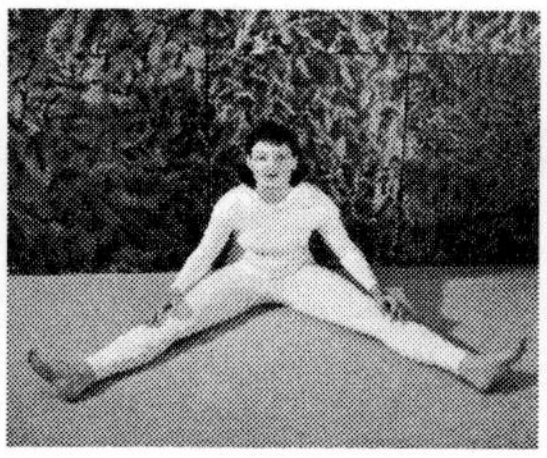
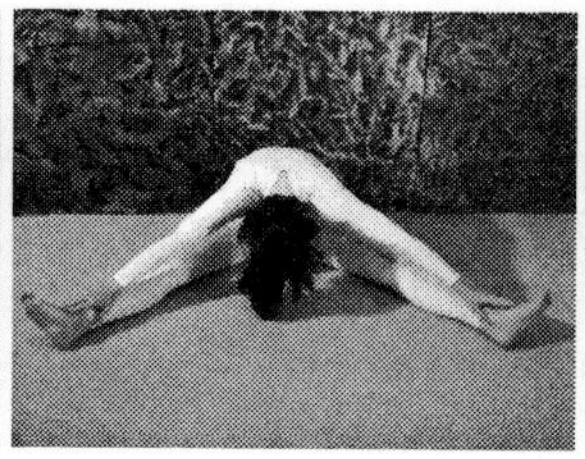
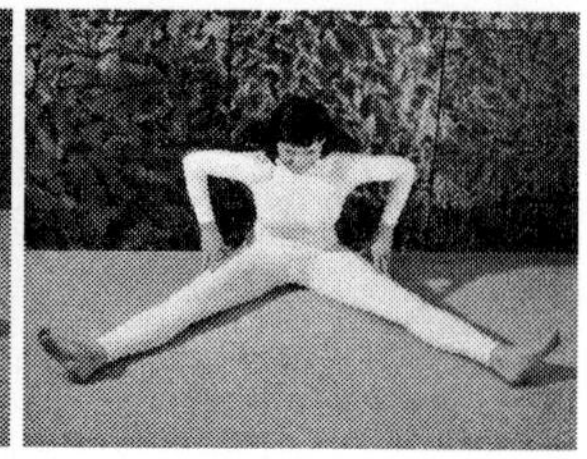

8 Rumpfbeugung im Sitzen

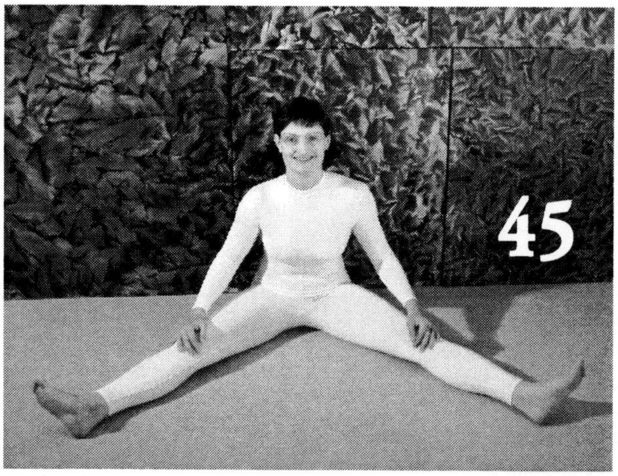

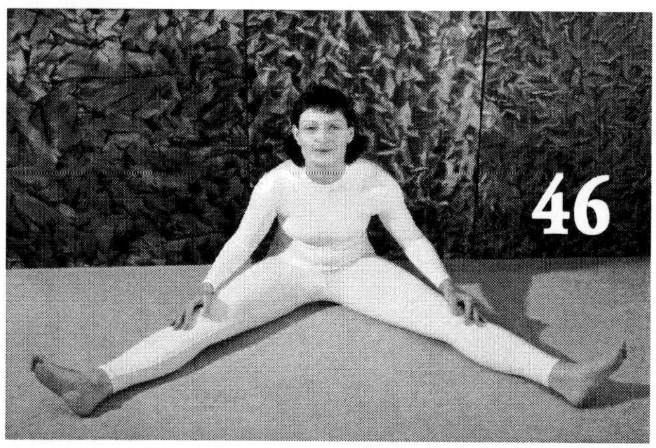

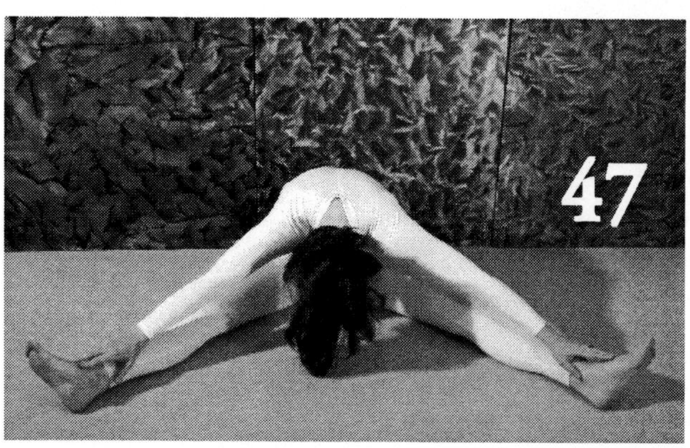

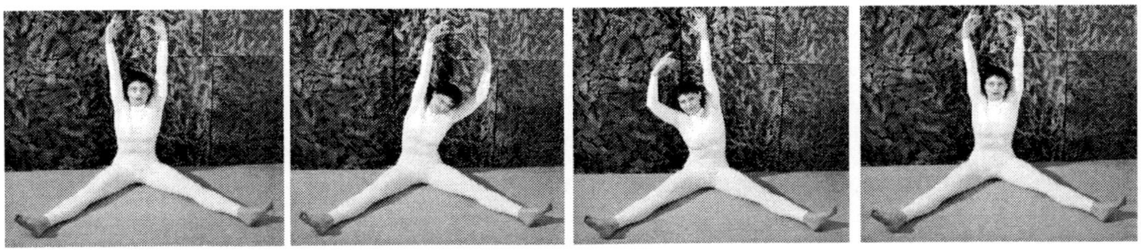

Ausgangsposition:
Setzen Sie sich mit gegrätschten Beinen auf den Boden. Legen Sie die Hände auf die Oberschenkel. Blicken Sie geradeaus ins Weite (45).

Atmen Sie jetzt ruhig ein.

Ausatmen:
Atmen Sie langsam aus. Bewegen Sie dabei Hals-Brust-Bauch wie eine Ziehharmonika zusammen (46). Atmen Sie weiter aus. Beugen Sie dabei den Rumpf nach vorne und streifen Sie gleichzeitig die Handinnenflächen auf den Beinen entlang, bis zu den Fußgelenken (47).

Einatmen:
Atmen Sie ein, stellen Sie sich dabei vor, entlang der Innenseite der Wirbelsäule bis zum Kehlkopf hoch zu atmen. Dabei streifen die Handinnenflächen auf den Beinen bis zu den Oberschenkeln entlang (48, 49), und weiter an den Rumpfseiten entlang bis über den Kopf (50). Über dem Kopf ziehen Sie die gestreckten Arme jeweils einmal leicht nach oben. Dadurch erreichen Sie eine sanfte Dehnung der seitlichen Rumpfmuskeln (51, 52).

Ausatmen:
Atmen Sie aus, lassen Sie dabei die Arme fallen.

Lockern Sie die Beine im Sitzen. Atmen Sie 1-2 x ruhig ein und aus. Führen Sie die Form 3x aus.

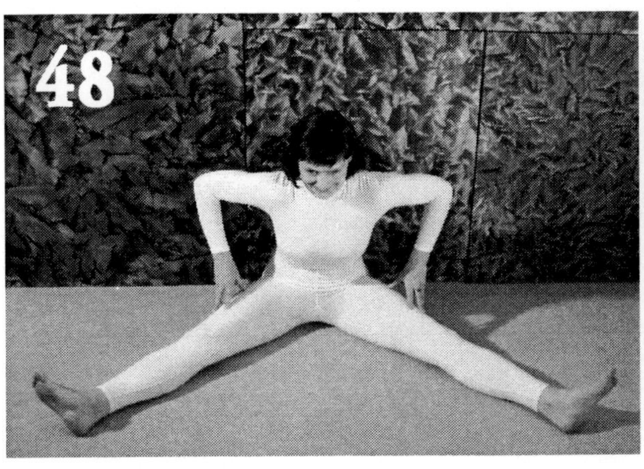

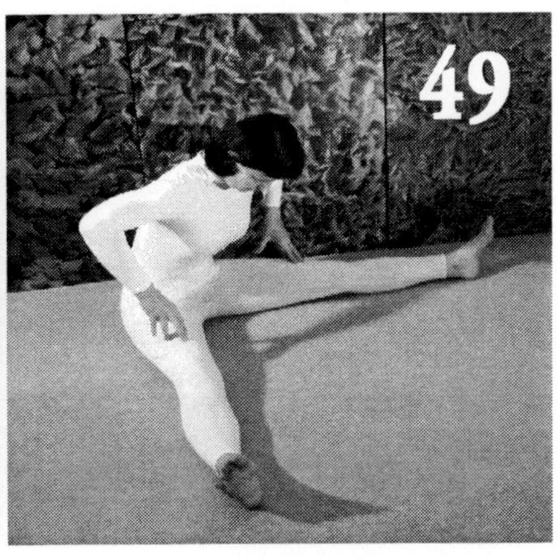

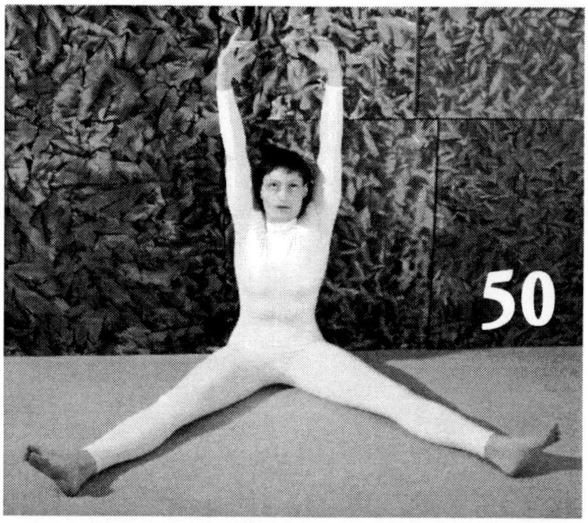

50

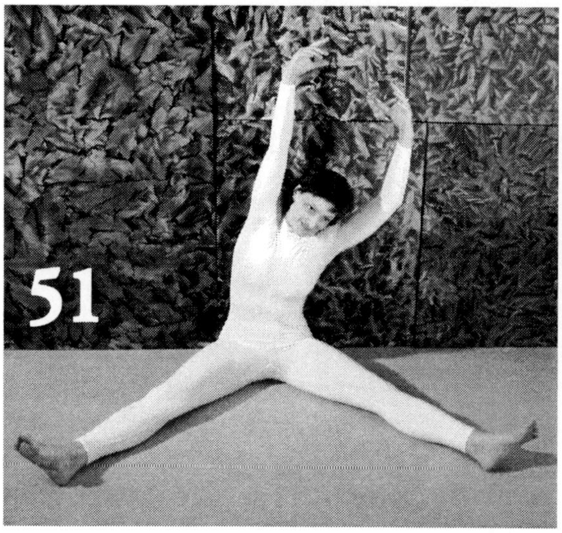

51

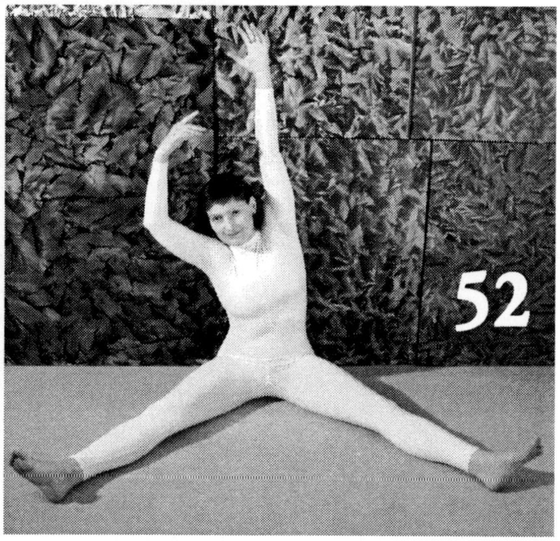

52

Ziehen Sie die gestreckten Arme jeweils einmal leicht nach oben. Die seitlichen Rümpfmuskeln werden dabei sanft gedehnt (51, 52).

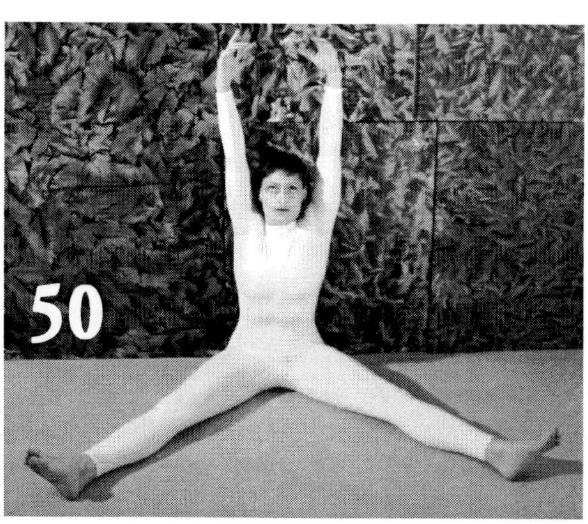

50

Atmen Sie aus, lassen Sie dabei die Arme fallen.

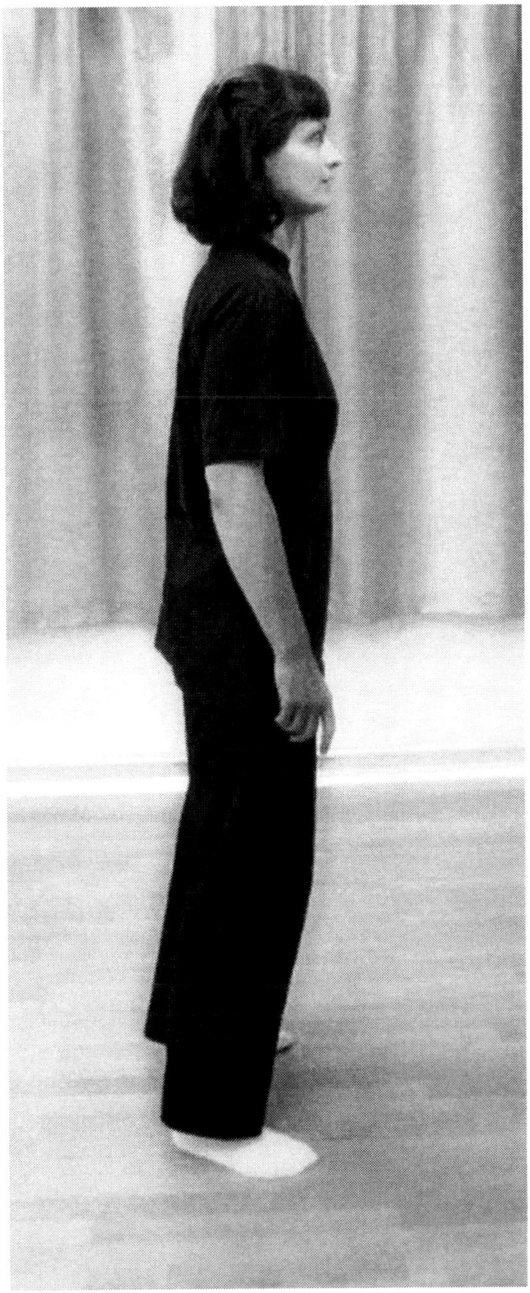

Dynamische Körperorganisation durch
„fließendes“ Gleichgewicht.
Sie verursacht sehr feine Bewegungen,
die ein Betrachter spürt, aber
kaum erkennen kann.

9 Karate Atmung

Ausgangsposition:
Bewegen Sie die Füße schulterbreit auseinander. Drehen Sie die Zehen etwas nach außen. Die Arme hängen gelöst neben dem Körper. Blicken Sie geradeaus ins Weite.

Einatmen:
Atmen Sie langsam ein. Zeitversetzt strecken Sie die Arme langsam bis Schulterhöhe nach vorne (53).

Ausatmen:
Atmen Sie kräftig aus, mit aufgeblasenen Wangen durch die leicht zusammengepressten Lippen. Ziehen Sie dabei die Ellbogen im Kreisbogen soweit nach hinten wie Sie können. Spüren Sie bewusst dabei, dass sich beide Schulterblätter der Wirbelsäule annähern und das Brustbein sich vorwölbt (54).

Koordinieren Sie die Armbewegung so, dass Sie dabei die Knie leicht beugen und das Körpergewicht mehr und mehr auf die Zehen verlagern. Gleichzeitig formen Sie langsam die Hände zu Fäusten (55).

Am Ende stehen Sie mit geballten Fäusten in Brusthöhe, die Arme angewinkelt, das Körpergewicht auf den Zehenspitzen, die Knie gebeugt (56).

Atempause:
Halten Sie die Atmung dann so lange wie möglich an. Spannen Sie dabei die Muskeln von Kopf bis zu den Finger- und Zehenspitzen kräftig an.

Einatmen:
Lösen Sie blitzschnell die Spannung in allen Muskeln und atmen Sie tief ein.

Lockern Sie sich, atmen Sie 1-2 x ruhig ein und aus.

Führen Sie die Form 3 x aus.

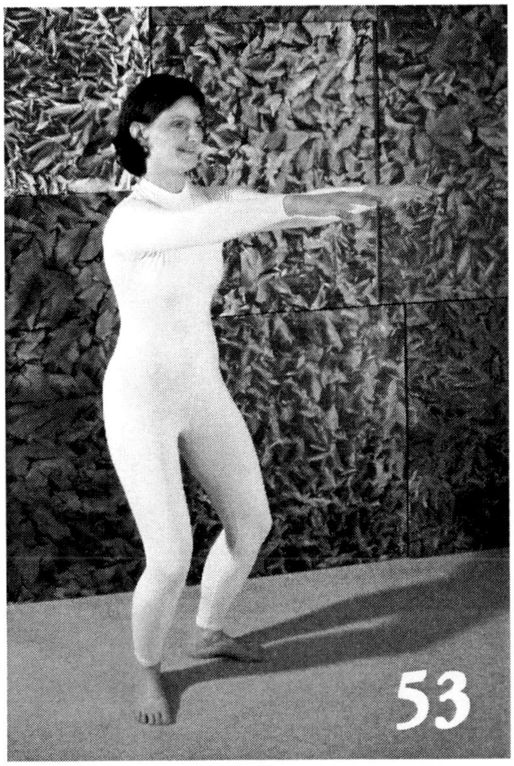
53

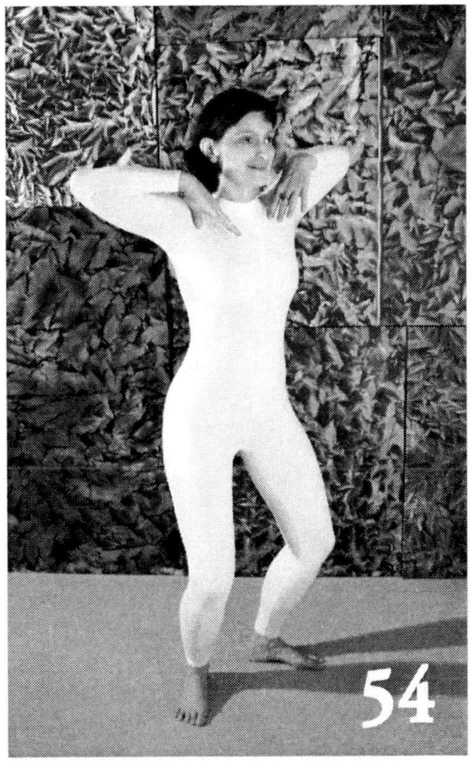
54

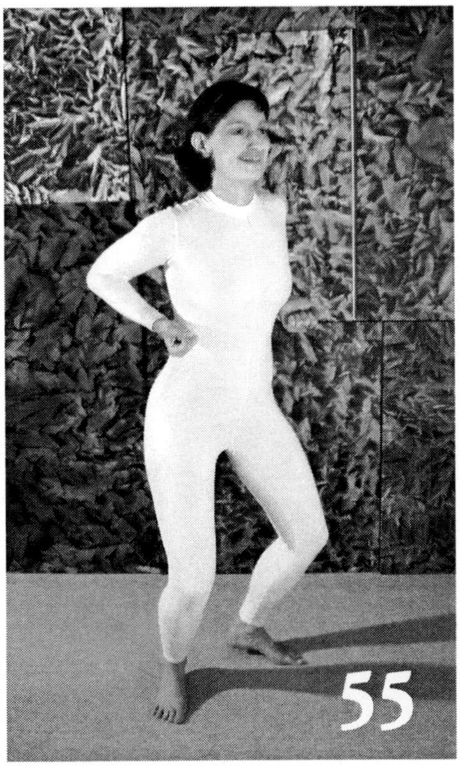
55

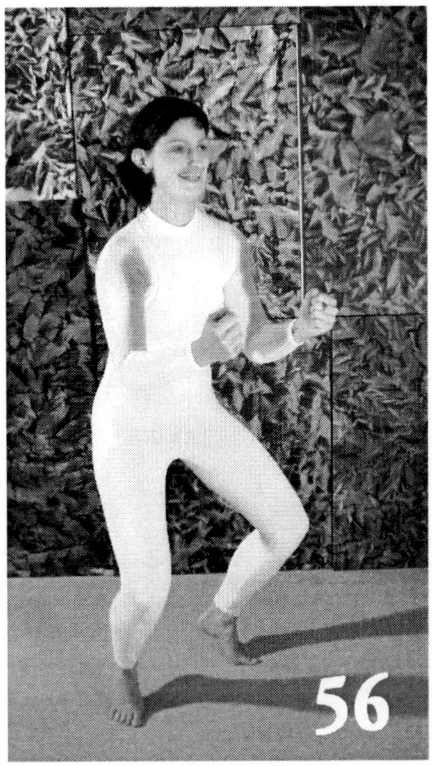
56

10 Nasenflügel ansaugen

Siehe S. 17 Frage 15 - Was bewirkt die Verengung der Nasenflügel beim Einatmen durch die Nase?

Ausgangsposition:
Bewegen Sie die Füße schulterbreit auseinander. Drehen Sie die Zehen etwas nach außen. Beugen Sie leicht die Knie. Die Arme hängen gelöst neben dem Körper. Blicken Sie geradeaus ins Weite (57).

Einatmen:
Atmen Sie so kräftig ein, dass sich beide Nasenflügel geräuschvoll ansaugen. Dabei beugen Sie die Knie, gleichzeitig bewegen Sie die leicht gebeugten Arme bis Brusthöhe aufwärts, ohne die Arme dabei zu strecken (58). Stellen Sie sich vor, dass das Zwerchfell in den Bauchraum vordringt und sich die beiden Kuppeln des Zwerchfells abflachen.

Ausatmen:
Atmen Sie durch leicht zusammengepresste Lippen aus. Strecken Sie dabei langsam die Beine, gleichzeitig bewegen Sie die Arme wieder hinab. Stellen Sie sich vor, dass sich das Zwerchfell aufwärts bewegt und sich beide Zwerchfellkuppeln wölben.

Führen Sie die Form mindestens 12 x aus.

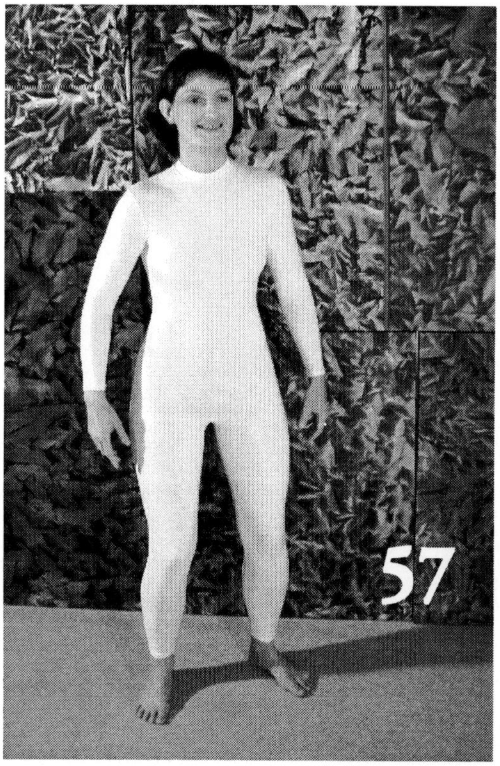

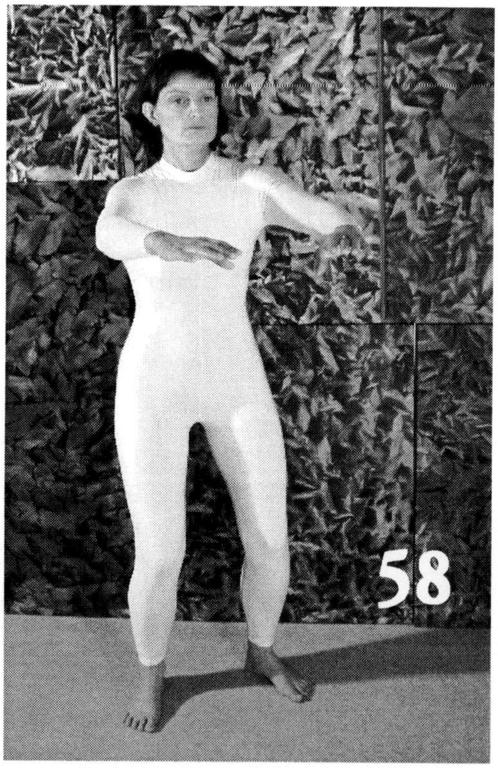

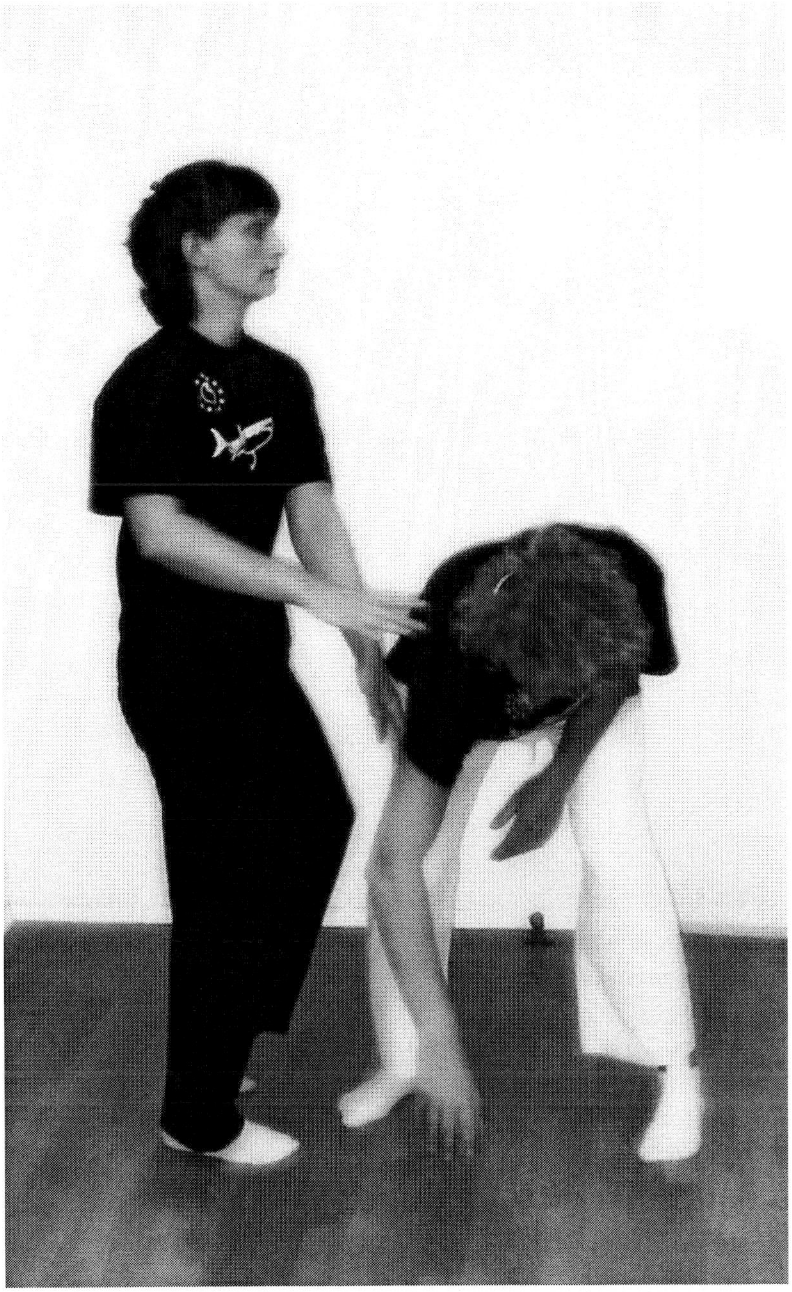

„Der Atem soll sich an den Rücken schmiegen.“
Dieses Sinnbild eines chinesischen Taijiquan Klassikers bezieht sich auf eine ausschlaggebende Technik. Es bedeutet, dass die Atembewegungen mit der Tragefunktion von Rückenmuskeln zusammenwirken sollen. Das Ergebnis ist der sogenannte „Qi-Fluss“, also eine real fließende Bewegung. Sie kann unter Umständen die isolierte Tragefunktion der Rückenmuskeln von anderen Menschen auch zum Fließen bringen.

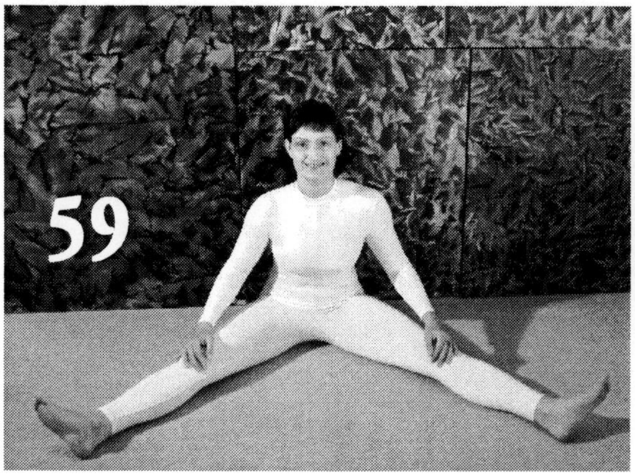

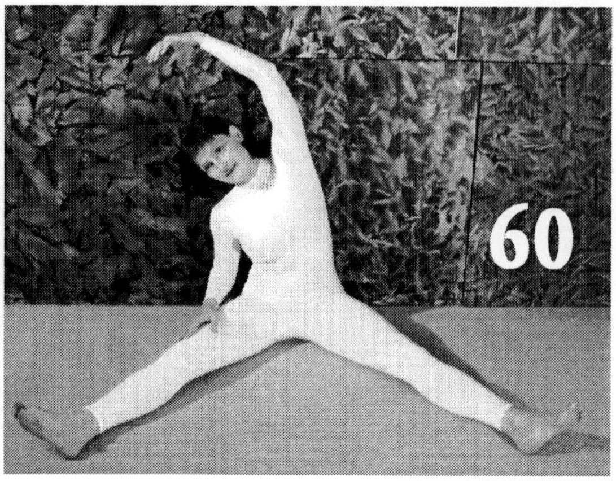

11 Rumpfneigung zur Seite im Sitzen

Ausgangsposition:
Setzen Sie sich mit gegrätschten Beinen auf den Boden. Legen Sie die Hände auf die Oberschenkel. Blicken Sie geradeaus ins Weite (59). Atmen Sie jetzt tief ein.

Ausatmen:
Beginnen Sie bewusst in die rechte Rumpfseite auszuatmen. Zeitversetzt neigen Sie den Rumpf zur rechten Seite. Bewegen Sie dabei den linken Arm über den Kopf (bei der Rumpfneigung nach links bewegen Sie den rechten Arm über den Kopf) (60). Die Beine werden nicht mitbewegt. Das Gesäß bleibt am Boden. Legen Sie beide Unterarme neben die Außenseite des rechten Beines ganz und gar auf den Boden (61).

Einatmen und Ausatmen auf der Seite:
Atmen Sie in dieser Seitenlage 4 x gemächlich ein und aus. Atmen Sie so betont ein, dass sich der Brustkorb ausdehnt und sich der linke Unterarm leicht vom Boden abhebt (62).

Atmen Sie so betont aus, dass sich der Brustkorb zusammenzieht und der linke Unterarm wieder auf den Boden sinkt.

Einatmen:
Atmen Sie intensiv ein, dabei kehren Sie in die Ausgangslage zurück. Die linke Hand wird dabei im Bogen über den Kopf hinweg auf den linken Oberschenkel geführt (63).

Lockern Sie die Beine im Sitzen. Atmen Sie 1-2 x ruhig ein und aus.

Führen Sie diesen Bewegungsablauf ebenfalls auf der linken Seite aus.

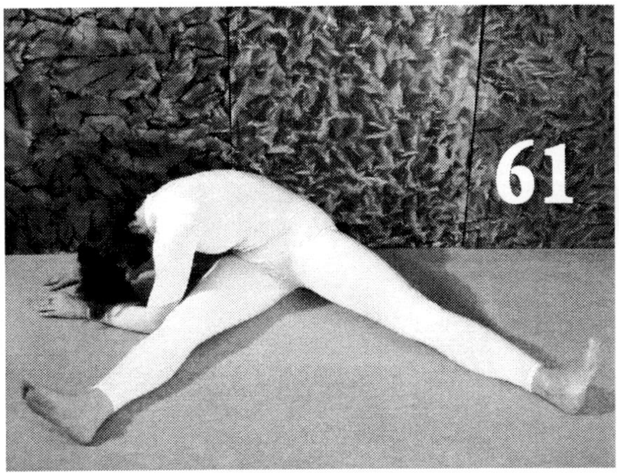

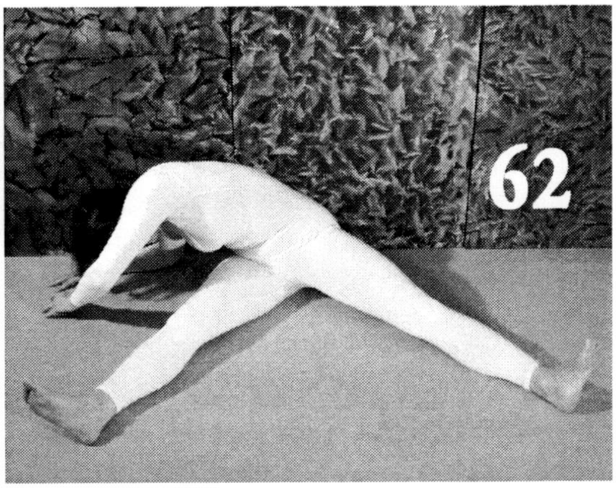

Lockern Sie die Beine im Sitzen. Atmen Sie 1-2 x ruhig ein und aus. Wiederholen Sie nun noch einmal diesen Bewegungsablauf jeweils einmal rechts und links.

Wichtig: Verzweifeln Sie nicht, wenn Sie anfangs nicht mit den Unterarmen den Boden berühren können. Nach einigen Wochen Training werden die Muskeln diese Dehnung spielend schaffen. Sie können als Anfänger das linke Bein bei der Rumpfneigung nach rechts (rechtes Bein bei der Rumpfneigung nach links) entspannt mitdrehen und das Knie leicht anwinkeln.

Denken Sie daran:

Weniger Anstrengung,
mehr Wirkung.
Das gilt für Anfänger genauso
wie für Fortgeschrittene.

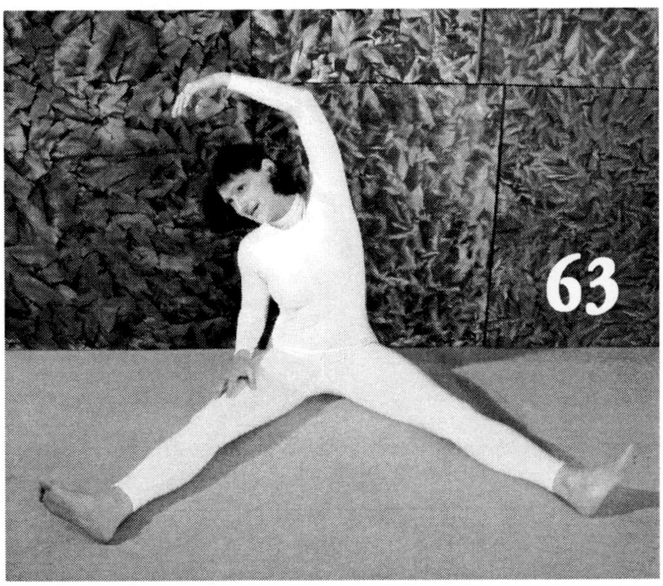

12 Auf allen Vieren

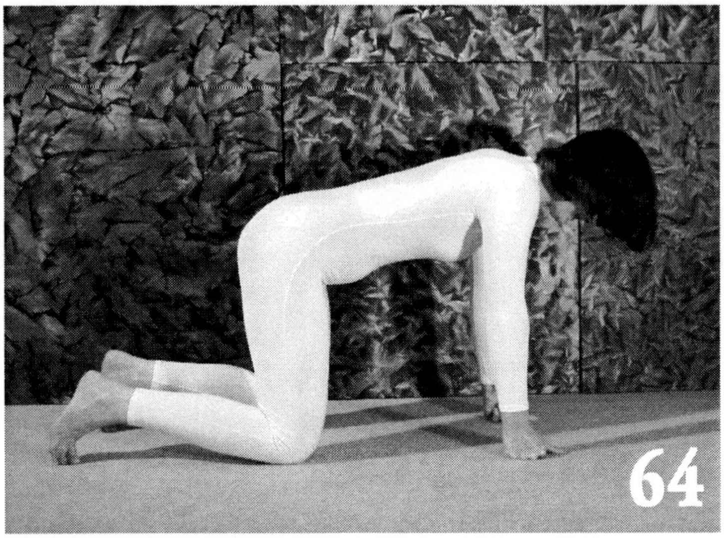

Ausgangsposition:
Knien Sie sich hin. Die Knie sind etwa schulterbreit voneinander entfernt. Stützen Sie sich mit den Mittelhandknochen vor den Knien auf dem Boden ab. Die Daumen liegen auf den eingerollten Zeigefingern. Auf diese Weise belasten Sie nicht das Handgelenk (64).

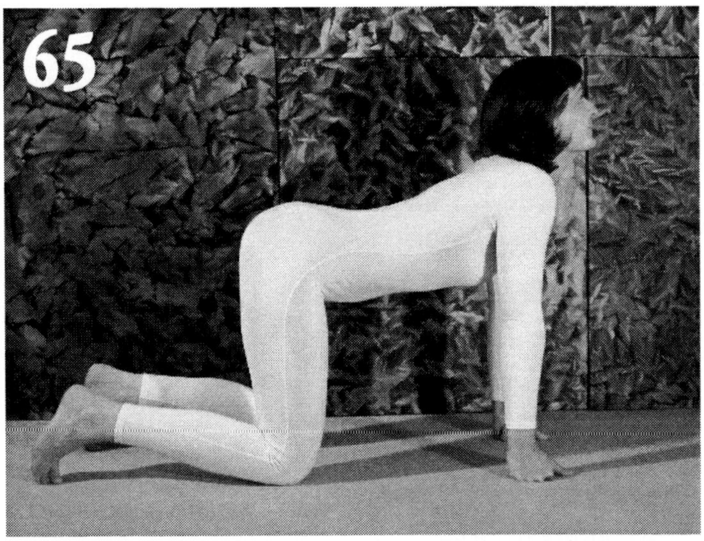

Einatmen:
Beginnen Sie einzuatmen. Zeitversetzt steuern Sie den Kopf nach oben. Richten Sie dabei die Aufmerksamkeit auf die Halsmuskeln. Ihr Rücken sieht wie eine Hängebrücke aus (65).

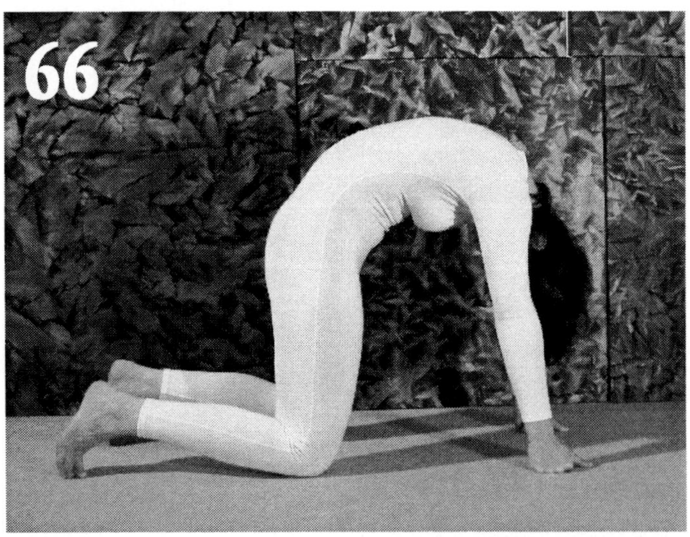

Ausatmen:
Beginnen Sie auszuatmen. Senken Sie zeitversetzt den Kopf, und drücken Sie das Kinn an das Brustbein. Aktivieren Sie dabei auch die Bauchmuskeln (66).

Führen Sie die Form 12 x aus.

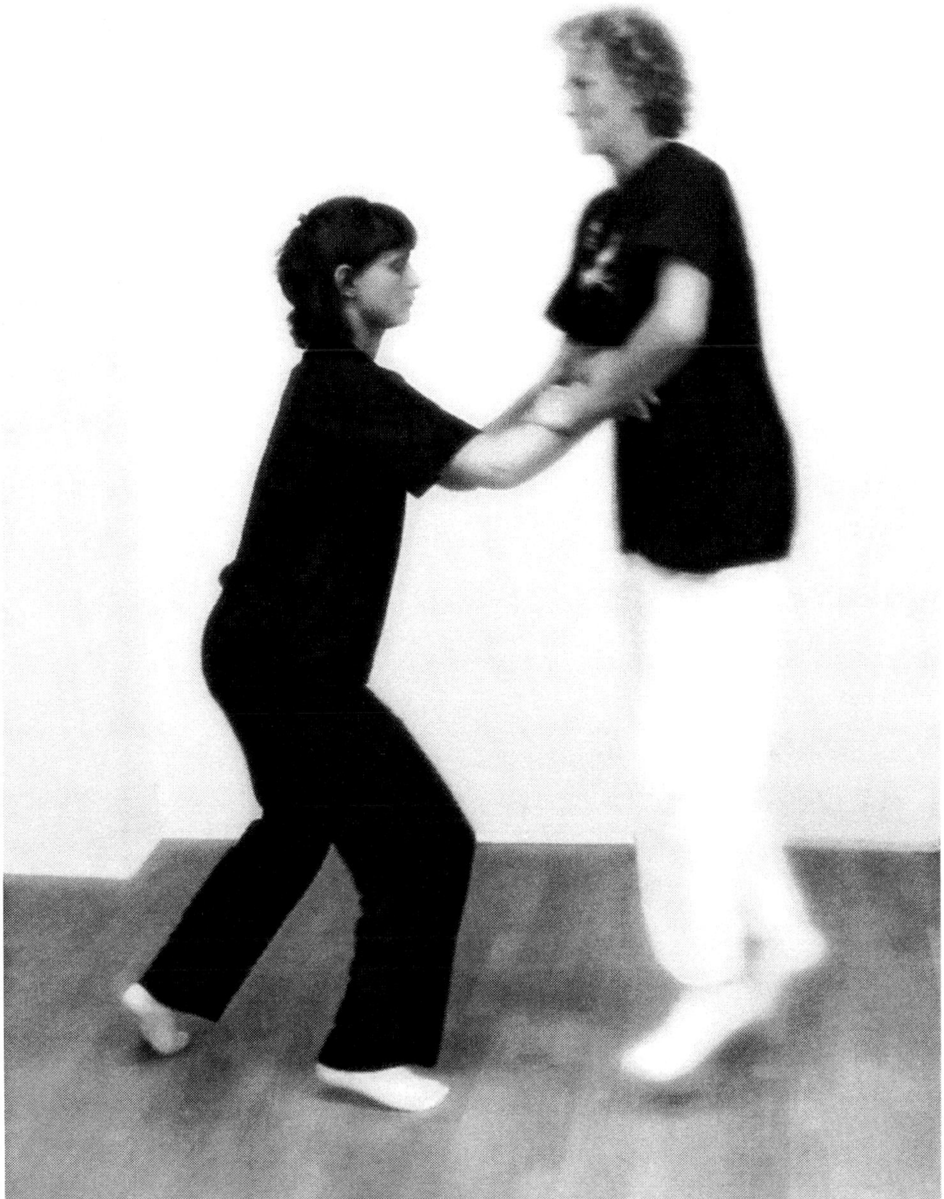

Entwurzelungsspiel im Taijiquan:
Höchstes Ziel ist es, dass die Füße des anderen durch Armmanöver ihren Halt am Boden verlieren. Die Atembewegungen müssen mit der Tragefunktion des Rückens zusammenwirken, und die Aufwärtsbewegung des Körpers muss von den Zehen bis zu den Fingerspitzen geleitet werden.

13 Umgekehrte Atmung

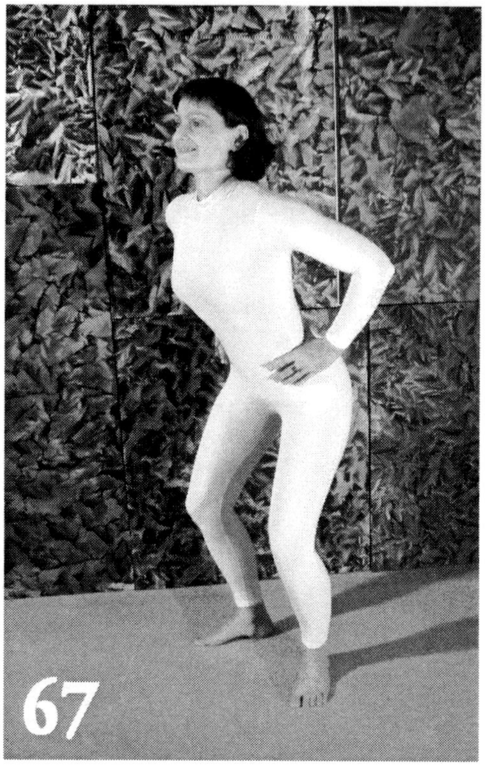

Ausgangsposition:
Bewegen Sie die Füße schulterbreit auseinander. Drehen Sie die Zehen etwas nach außen. Gehen Sie leicht in die Knie. Stemmen Sie die Hände in die Taille.

Einatmen:
Beginnen Sie einzuatmen. Zeitversetzt ziehen Sie den Bauch so weit wie möglich ein. Wölben Sie dabei den Brustkorb hervor. Verlagern Sie das Körpergewicht auf Vorder- und Mittelfuß, die Fersen berühren nur leicht den Boden (67).

Atempause:
Bleiben Sie in dieser Positur, und legen Sie eine Atempause ein.

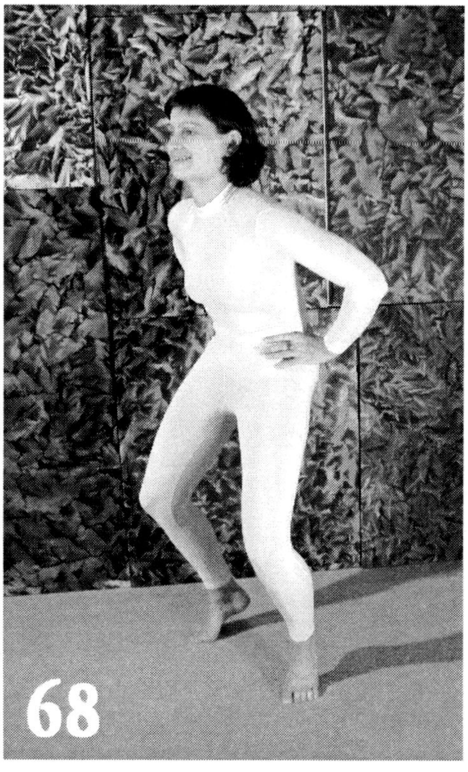

Ausatmen:
Schleudern Sie beim Ausatmen den Bauch heraus, dabei bewegen Sie sich auf die Zehenspitzen (68).

Atmen Sie 1-2 x ruhig ein und aus.

Führen Sie die Form 3 x aus.

14 Belebung der Bauchmuskeln im Liegen

Ausgangsposition:
Legen Sie sich auf den Rücken. Winkeln Sie die Beine so an, dass der untere Teil des Rückens (Lendenbereich) auf dem Boden aufliegt. Die ganze Fußsohle bleibt auf dem Boden liegen. Berühren Sie mit den Händen den Hinterkopf.

Atmen Sie jetzt ein.

Ausatmen:
Beginnen Sie sehr langsam durch leicht zusammengepresste Lippen auszuatmen. Die Lippen nicht verkrampfen. Zeitversetzt heben Sie den Brustkorb und den Kopf ein wenig zur Zimmerdecke hoch. Blicken Sie geradeaus zur Zimmerdecke. Dehnen Sie dabei leicht die Halsmuskeln (69). Halten Sie den Brustkorb so lange in der Luft, bis Sie tief und langsam ausgeatmet haben.

Wichtig: Bei der Aufwärtsbewegung sollten Sie die Hände nicht gegen den Kopf drücken, da Sie so die Bauchmuskulatur zu wenig aktivieren. Die Hände sollen den Hinterkopf nur berühren.

Einatmen:
Beginnen Sie durch die Nase einzuatmen. Zeitversetzt senken Sie den Brustkorb langsam zu Boden.

Führen Sie die Form ohne Unterbrechung 6-12 x aus.

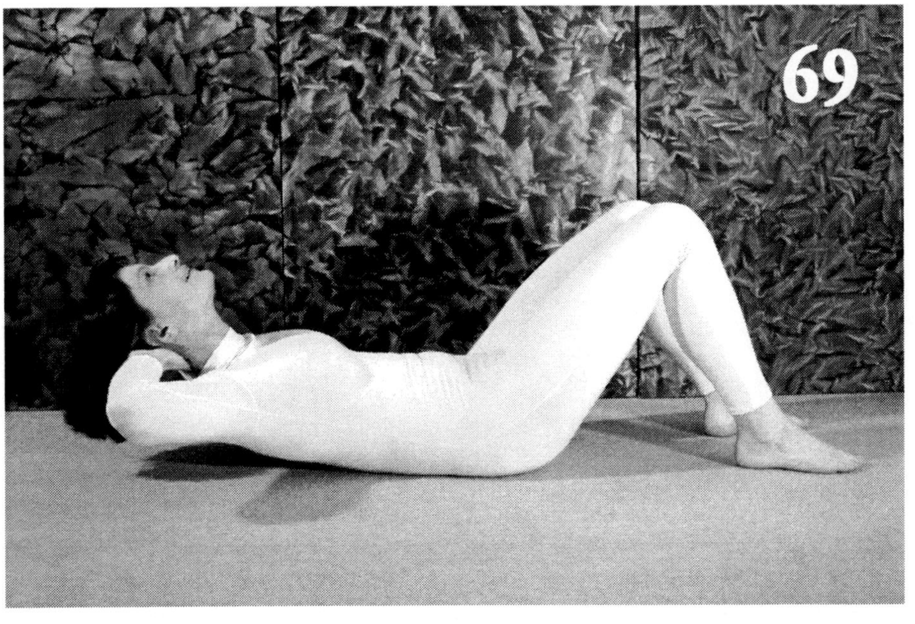

15 Heben mit beschwingtem Kopf

Mit dieser Form sollen Sie sich sozusagen im „Trockenen" einen wirksamen und nützlichen Bewegungsablauf angewöhnen: für das Heben eines schweren Gegenstandes, z.B. einer Getränkekiste.

Nach einigen Wiederholungen dieser Form werden Sie das nächste Mal beim Heben einer Kiste feststellen, wie viel einfacher Sie mit beschwingtem Kopf „die Getränkekiste hochatmen", anstatt sie kraftvoll hochzustemmen.

Ausgangsposition:
Bewegen Sie die Füße schulterbreit auseinander. Die Arme hängen gelöst am Körper (70).

Atmen Sie jetzt ein.

Ausatmen:
Atmen Sie aus, dabei gehen Sie tief in die Knie. Steuern Sie den 5-7 kg leichten und frei beweglichen Kopf abwärts und lassen Sie den Körper auf physiologische Weise, also auf dem Weg des geringsten Widerstandes, folgen. Bewegen Sie gleichzeitig die Arme vor dem Körper hinunter (71).

Wichtig:
Damit der Bewegungsfluss nicht unterbrochen wird, denken Sie beim Hinunterbewegen bereits an das Wiederhinaufkommen. Beugen Sie sich nicht mit einem Katzenbuckel und mit gestreckten Beinen nach unten, das führt zu einer unphysiologischen Belastung der Lendenwirbelsäule.

Einatmen:
Bewegen Sie den Hals leicht nach oben und lassen Sie die Luft durch den Mund einströmen. Der beschwingte Kopf zieht den Körper aufwärts (72, 73).

Wichtig: Richten Sie die Aufmerksamkeit beim „Hochatmen" auf die Halsmuskeln und nicht auf die Nackenmuskeln. Normalerweise „schmeißt" man den Kopf in den Nacken und belastet dadurch erheblich die Halswirbel.

Die Aus- und Einatmen bzw. Hinunter- und Hinaufphase geht fließend ineinander über, ohne Bewegungsunterbrechung und ohne Atempause.

Lockern Sie die Beine. Die Form 12 x ausführen.

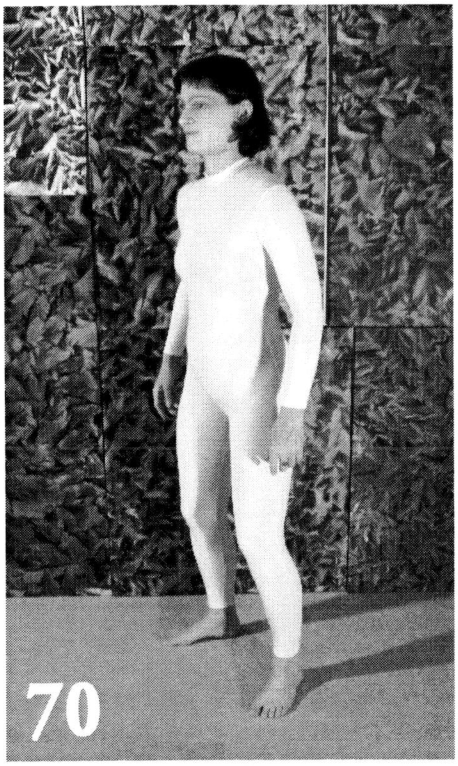
70
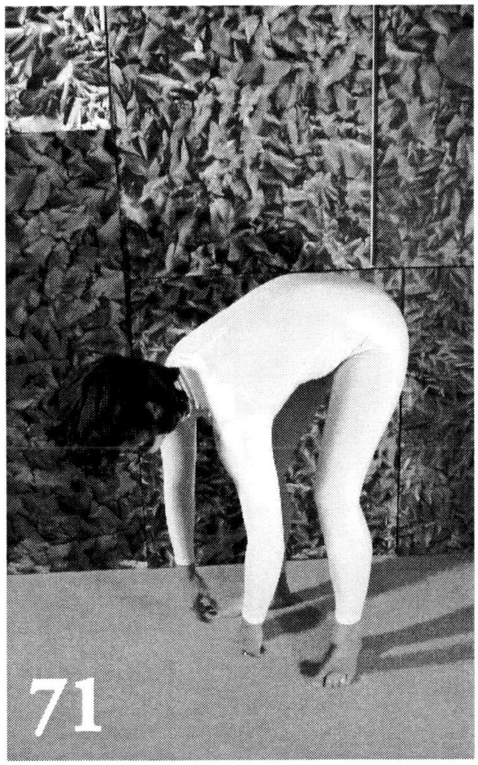
71
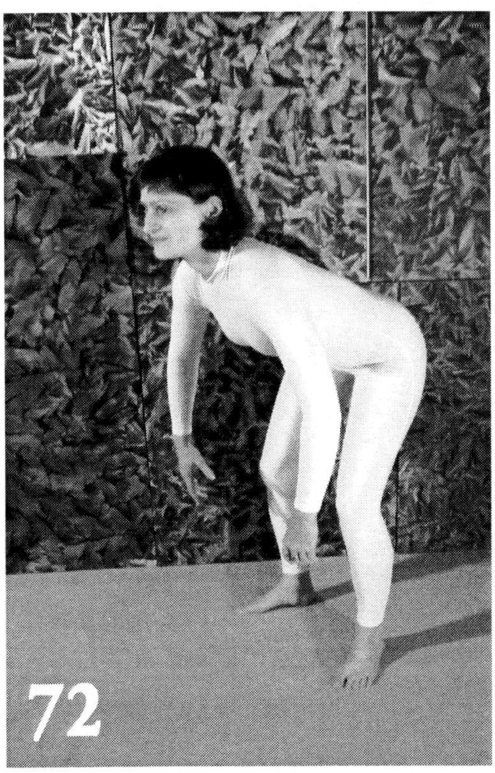
72
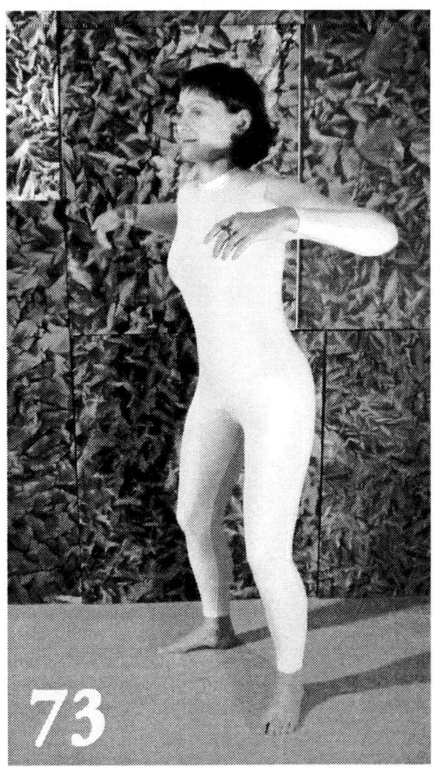
73

16 Die Getränkekiste *hochatmen*

Ich habe sehr viele Ratschläge über „rückengerechtes“ Hochheben von schweren Getränkekiste gelesen. Bisher habe ich keinen Ratschlag gefunden, bei dem die Atmung selbst zum Hochheben benutzt wird. Man könnte glauben, dass für manche Menschen, Atmen und Bewegen zwei verschiedenen Welten angehören!

Egal wie man es anstellt, normalerweise spannt man die Muskeln an, just bevor man ein schweres Gewicht heben will. Beim Heben selbst hält man dabei kurz die Atmung an oder presst die Luft aus. Dadurch unterbricht man einen natürlichen Bewegungsablauf, und dies erhöht wiederum die Muskelanspannung bis hin zum Krampf.

Es handelt sich dabei nur um eine schlechte Gewohnheit, die von einer veralteten Arbeitskultur stammt. Diese betrachtet das Verhärten von Muskeln während körperlicher Arbeit als Tugend: eine fehlerhafte Vorstellung von Leistung im physikalischen Sinne.

Physikalisch betrachtet kann man nur Bewegungen steuern, Haltungen nicht. Bewegungen erzeugen Bewegungsenergie, Haltungen dagegen nicht. Muskelverhärtungen behindern das Erzeugen von Bewegungsenergie, verhindern das Steuern und verbrauchen zu viel Sauerstoff im Muskelzellbereich. Sie begünstigen außerdem in den Muskeln, Sehnen und Gelenken Reibungen, die wiederum Energie verbrauchen.

So muss man von einer Haltung zu einer anderen übergehen, um wieder in Bewegung zu kommen. Dies benötigt jedes Mal einen Antriebsschwung und verursacht Energieverlust.

Wir wissen inzwischen, dass sich die Funktion der gesamten Atemmuskulatur nicht nur auf die Atmung und die Aufrichtung des Rumpfes beschränkt. Sie hat außerdem einen hochwirksamen Einfluss auf die Motorik der Arme und Beine, und daher auch auf deren Leistung. Die Methode, die Sie hier lernen werden, nutzt diesen Einfluss: deswegen heißt sie „Die Getränkekiste hochatmen“.

Es ist eine überaus wirksame und schonende Methode. Wer auch immer sie angewendet hat, erfuhr, wie ein regelrechter Bewegungsfluss die Gewichte mühelos, wie eine pneumatischen Hebemaschine, hochhob.

Wie es gemacht wird:

Stellen Sie sich dicht vor die Getränkekiste. Beginnen Sie auszuatmen. Zeitversetzt steuern Sie den beschwingten Kopf abwärts und lassen den Körper auf dem Weg des geringsten Widerstandes folgen, dabei gehen Sie in die Knie. Greifen Sie die Kiste.

Unten angekommen steuern Sie die Halsmuskeln nach oben, dabei lassen Sie die Luft durch den Mund einströmen. Die Augen folgen der Aufwärtsbewegung. Der beschwingte Kopf zieht den Körper leicht und wendig aufwärts. Bücken und Heben vollenden Sie in einem einzigen Bewegungsablauf.

17 Rumpfneigung zur Seite im Stehen

Ausgangsposition:
Nehmen Sie eine weite, tiefe Reiterstellung ein. Drehen Sie die Zehen etwas nach außen. Die Arme hängen gelöst vor den Oberschenkeln. Sie blicken geradeaus ins Weite. Fortgeschrittene gehen so tief, dass die Oberschenkel parallel zum Boden verlaufen.

Einatmen:
Beginnen Sie einzuatmen. Zeitversetzt neigen Sie den Rumpf und den Kopf zur rechten Seite. Blicken Sie die ganze Zeit nach vorne. Gleichzeitig führen Sie den linken Arm mit gebeugtem Ellbogen in einer Bogenform über den Kopf nach rechts und den rechten Arm vor dem Unterbauch entlang so weit wie möglich nach links (74).

Ausatmen:
Atmen Sie in dieser Rumpfneigung langsam aus, und spüren Sie wie sich durch die Ausatmung die Rumpfmuskeln auf der linken Seite weiter dehnen. Forcieren Sie auf keinen Fall diese Dehnung. Die Ausatmungs-Bewegung reicht aus.

Einatmen:
Beginnen Sie einzuatmen. Breiten Sie den Brustkorb aus. Zeitversetzt bewegen Sie den Rumpf und die Arme wieder in die Ausgangsposition.

Ausatmen:
Atmen Sie in der Ausgangsposition aus. Bleiben Sie in der tiefen Reiterstellung. Wiederholen Sie den Bewegungsablauf auf der linken Seite (75). Lockern Sie die Beinmuskeln. Atmen Sie 1-2 x ruhig ein und aus. Führen Sie die Form 3 x aus.

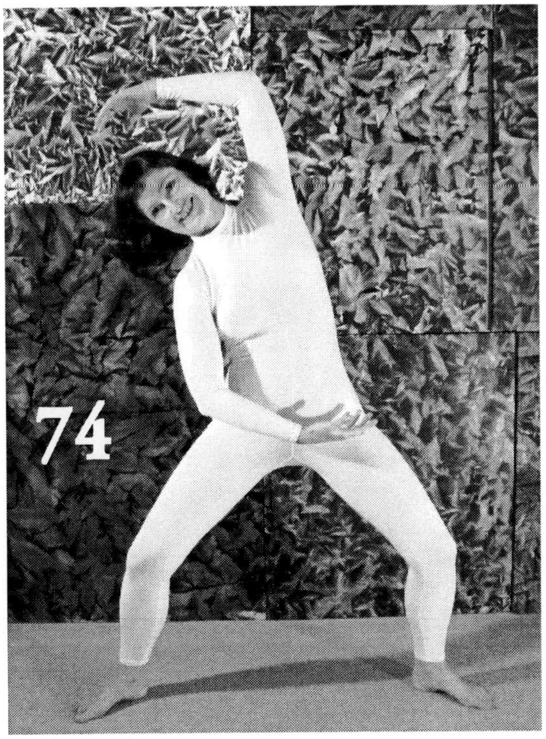

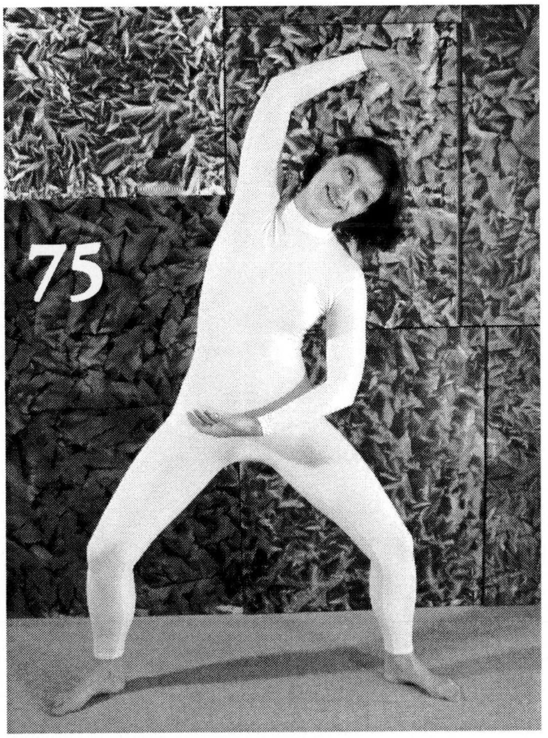

18 Auf den Sitzknochen schaukeln

Ausgangsposition:

Setzen Sie sich auf den Boden. Legen Sie die Fußsohlen möglichst nahe am Becken aneinander. Umfassen Sie die Zehen mit den Händen. Sie sollten nur mit den Fersen den Boden berühren. Ziehen Sie das Brustbein etwas nach vorne. Blicken Sie geradeaus ins Weite (76).

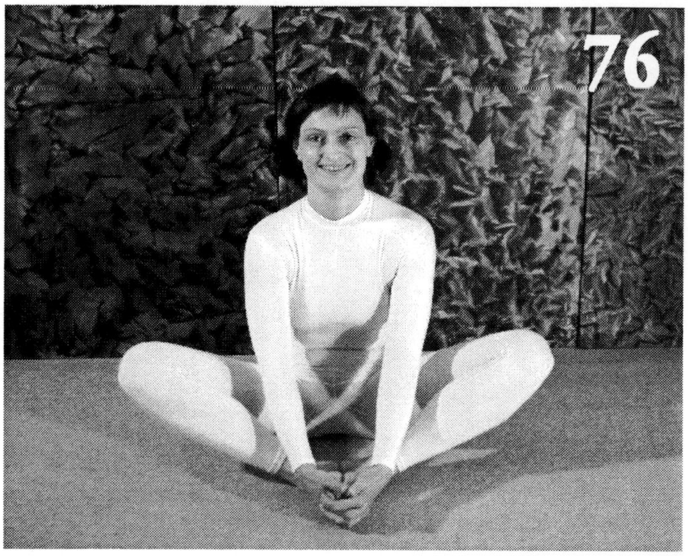

Schaukeln Sie auf den Sitzknochen hin und her. Neigen Sie den Kopf in die jeweilige Richtung, blicken dabei jedoch weiter geradeaus ins Weite (77, 78).

Atmen Sie bei der Neigung zur rechten Seite ein und bei der Neigung nach links aus. Nach einer Weile atmen Sie bei der Neigung zur linken Seite ein und bei der Neigung nach rechts aus.

Wichtig: Anfangs wird das Schaukeln Ihnen eher wie Hin- und Herruckeln auf einem spitzen Stein vorkommen. Nach und nach werden Sie merken, wie das Schaukeln immer reibungsloser und weicher wird.

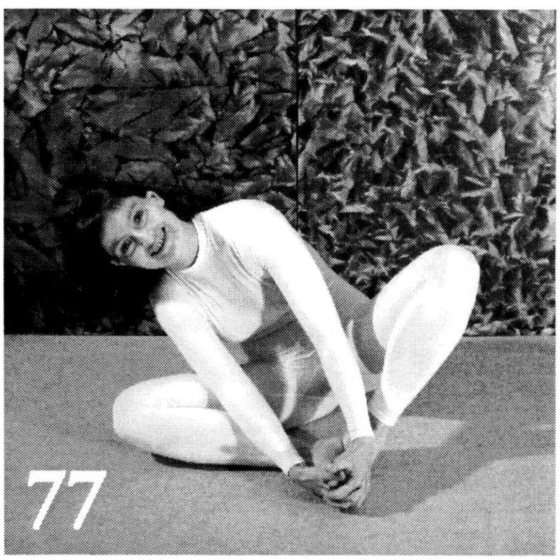

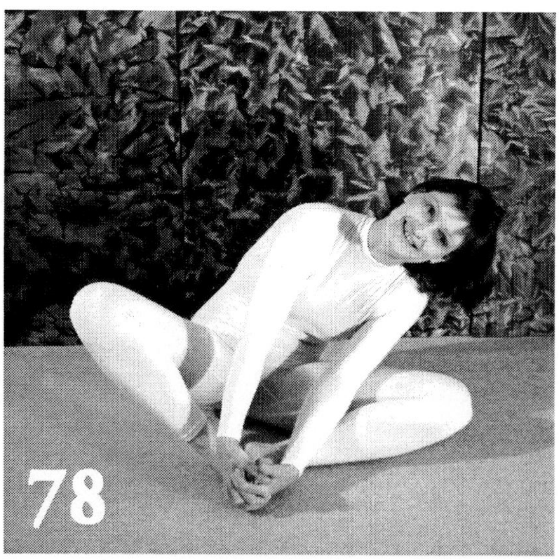

19 Schlüsselbeine zu den Ohren führen

Bevor Sie mit dieser Form beginnen: Schließen Sie die Augen. Stellen Sie sich Lage und Form des Zwerchfells und der Schlüsselbeine vor. Sehen Sie sich die Seiten 84 und 87 an.

Ausgangsposition:
Bewegen Sie die Füße schulterbreit auseinander. Drehen Sie die Zehen zueinander nach innen. Beugen Sie die Knie. Die Arme hängen gelöst vor den Oberschenkeln. Blicken Sie geradeaus in die Weite (79).

Einatmen:
Beginnen Sie einzuatmen. Zeitversetzt bewegen Sie die Beine bis zur Streckung. Gleichzeitig heben Sie bewusst die Schlüsselbeine Richtung Ohren. Die Hände folgen der Schlüsselbeinbewegung an den Rumpfseiten aufwärts. In Ohrhöhe schließen Sie die Hände zu losen Fäusten. Bewegen Sie die Ellbogen nach hinten, dabei wölben sich die Rippen nach vorne (80).

Ausatmen:
Beginnen Sie auszuatmen. Zeitversetzt senken Sie die Schlüsselbeine und führen langsam die Arme abwärts, öffnen die losen Fäuste und beugen die Knie, bis Sie in der Ausgangsposition angelangt sind (79).

Führen Sie die Form mindestens 3 x aus.

Wichtig: Richten Sie die Aufmerksamkeit auf die synchrone Auf- und Abwärtsbewegung der Schlüsselbeine.

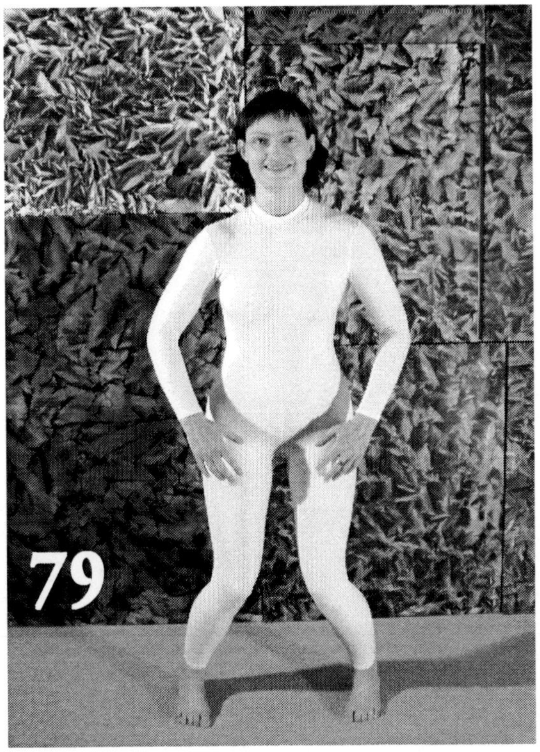
79

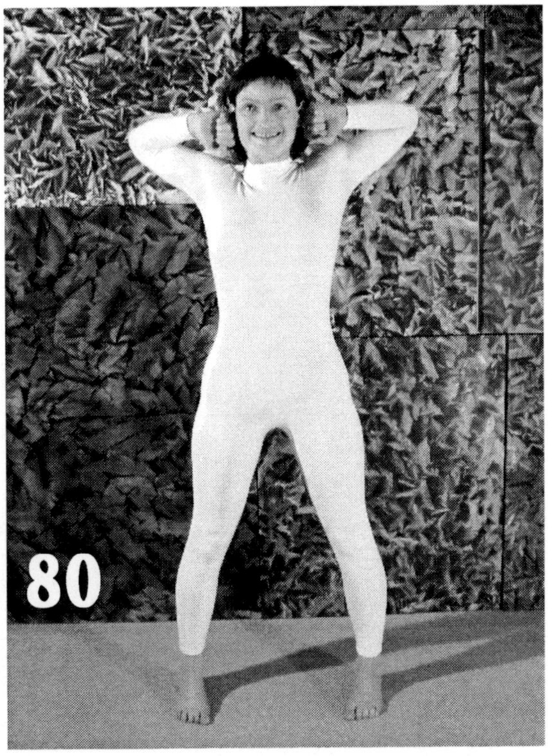
80

20 Kopf streift den Himmel

Ausgangsposition:
Bewegen Sie die Füße schulterbreit auseinander. Drehen Sie die Zehen etwas nach außen (81). Lassen Sie die Hände gelöst neben dem Körper. Blicken Sie geradeaus ins Weite. Variation: Die Hände in die Taille stemmen.

Atmen Sie jetzt ruhig ein.

Ausatmen:
Atmen Sie aus. Bewegen Sie dabei den Hals-Brust-Bauch- Bereich wie eine Ziehharmonika zusammen. Gehen Sie dabei leicht in die Knie. Blicken Sie geradeaus ins Weite (82).

Einatmen:
Atmen Sie ein. Bewegen Sie dabei den Hals-Brust-Bauch-Bereich wie eine Ziehharmonika auseinander. Unterstützen Sie diese Ziehharmonikabewegung, indem Sie sich auf die Zehenspitzen bewegen und den Kopf in einer wellenförmigen Bewegung nach oben steuern (83, 84, 85).

Führen Sie die Form mindestens 3 x aus.

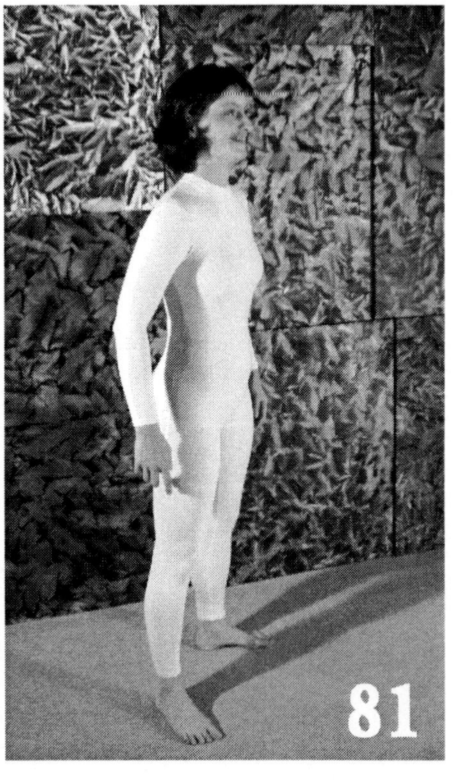

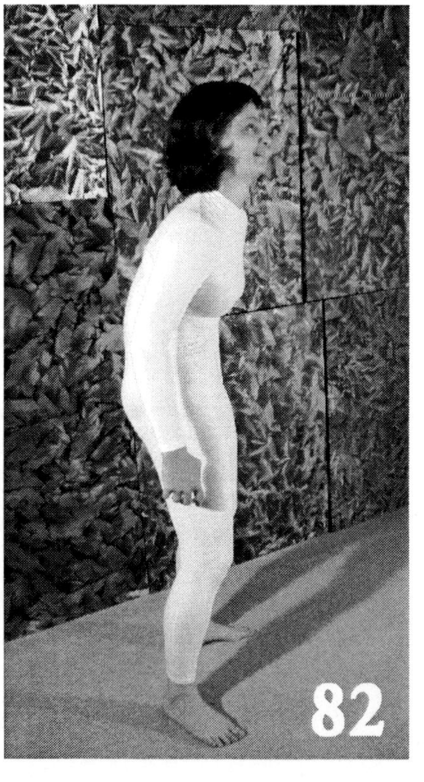

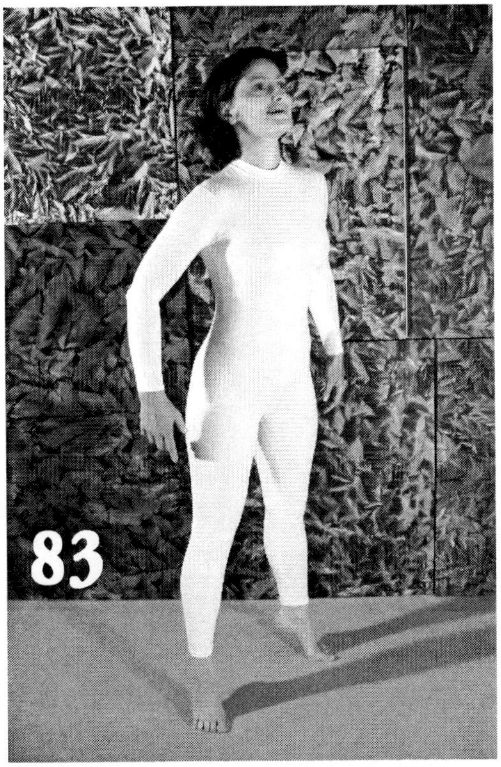
83

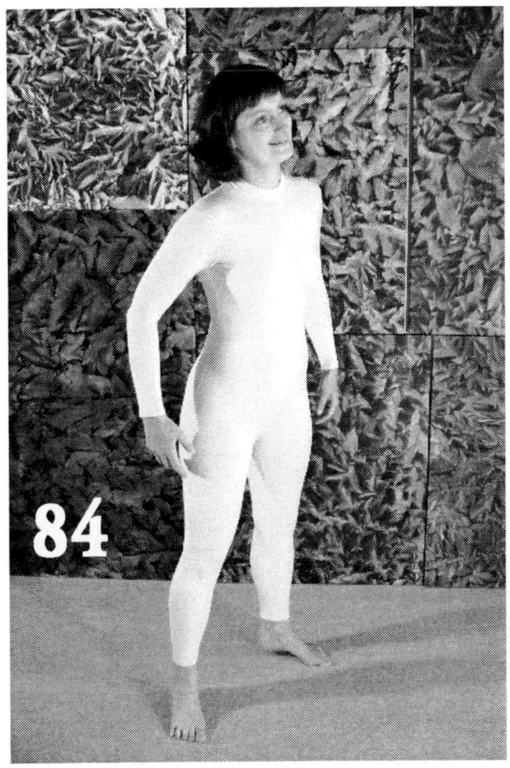
84

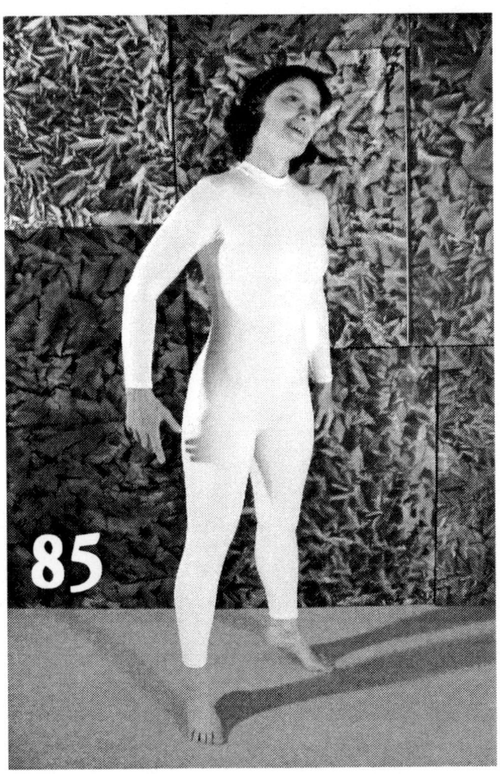
85

21 Knie heben, in die Ferne blicken

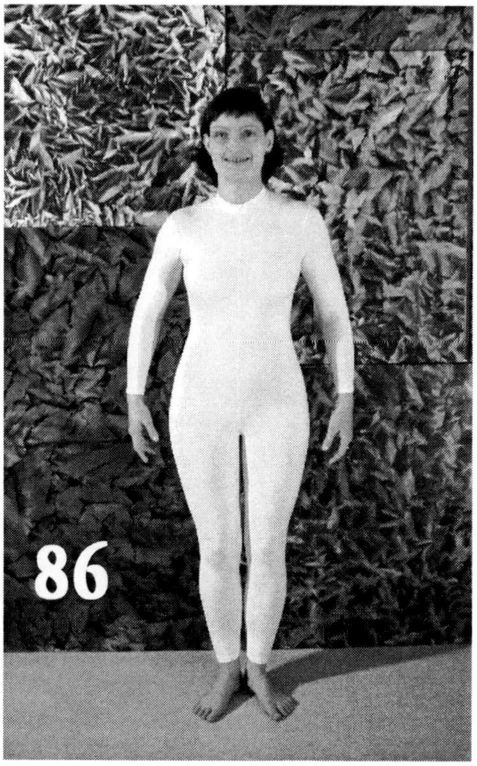

Ausgangsposition:
Stellen Sie die Füße dicht nebeneinander, so dass sich die Fersen berühren. Drehen Sie die Zehen leicht nach außen. Beugen Sie leicht die Knie, und lassen Sie die Arme neben dem Körper gelöst hängen (86).

Atmen Sie jetzt ruhig ein.

Ausatmen:
Beginnen Sie auszuatmen. Zeitversetzt beugen Sie die Knie noch weiter. Heben Sie nun das linke Knie, und berühren Sie mit der Innenfläche der rechten Hand die Außenseite des linken Knies. Drehen Sie den Kopf nach links. Führen Sie die linke Hand vor dem Bauch entlang so weit Sie können nach rechts (87).

Einatmen:
Beginnen Sie einzuatmen. Zeitversetzt bewegen Sie sich in die Ausgangsposition zurück (86). Entfalten Sie dabei bewusst den Brustkorb.

Führen Sie die Form ohne Unterbrechung links und rechts (88) jeweils mindestens 3 x aus.

Fortgeschrittene führen die Hand zum Fußrücken (89, 90).

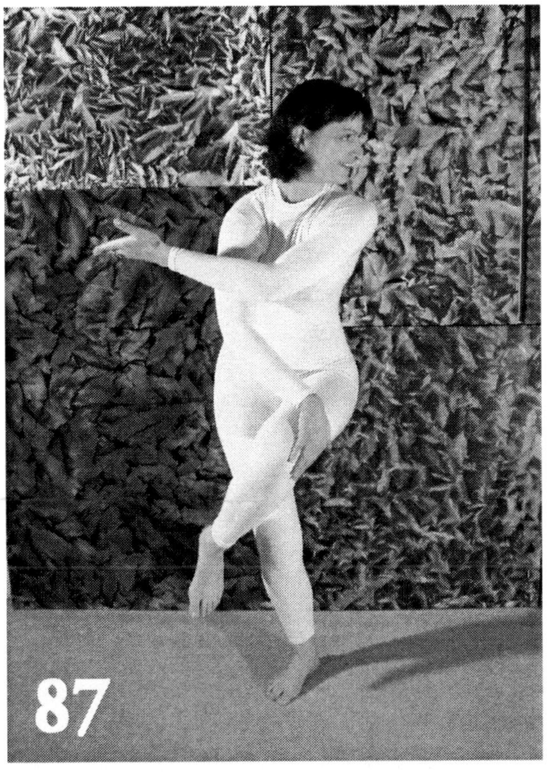
87

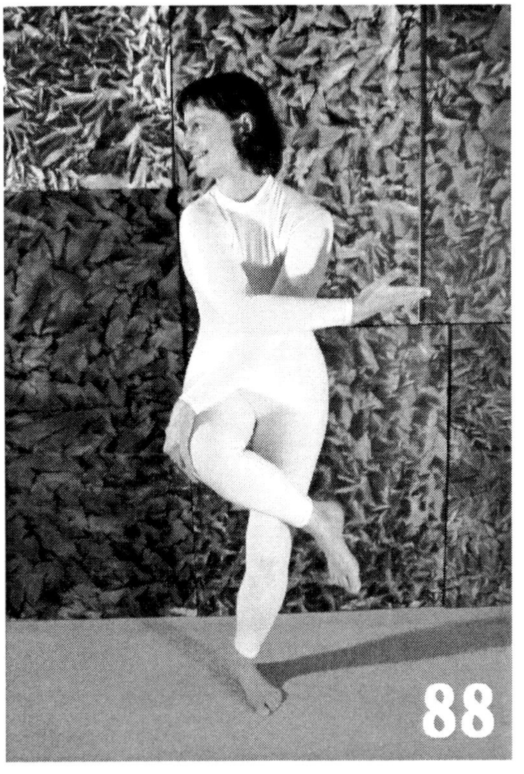
88

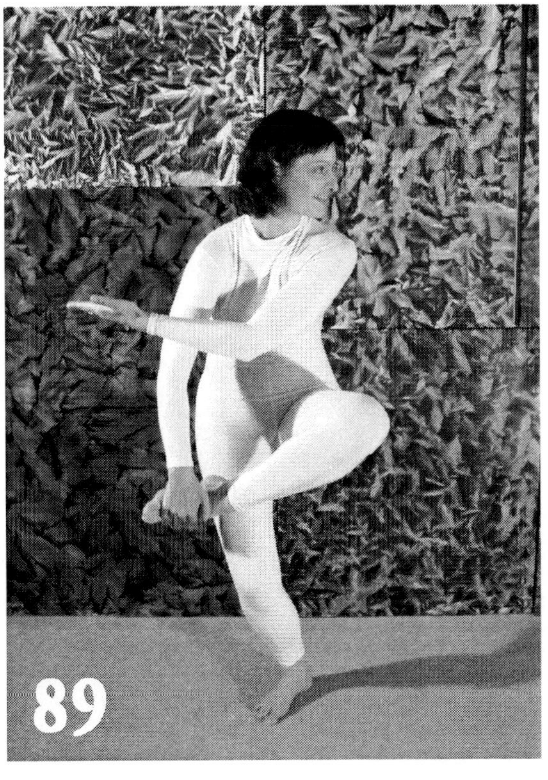
89

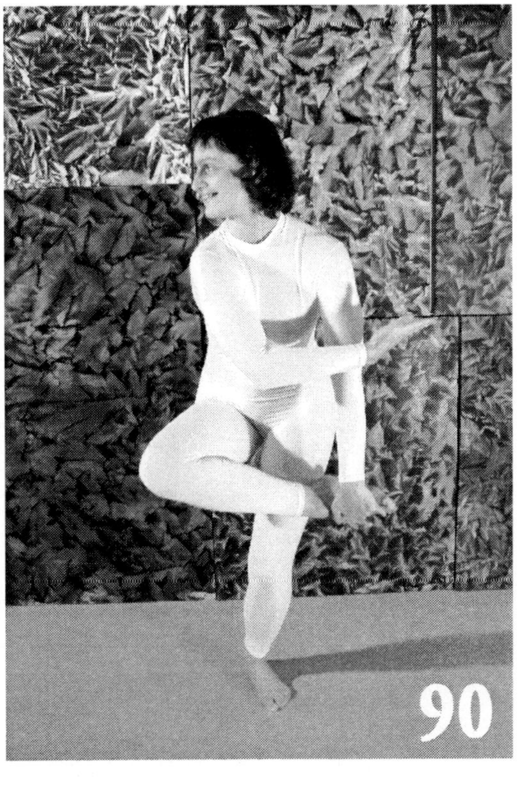
90

22 Himmel und Erde vermengen

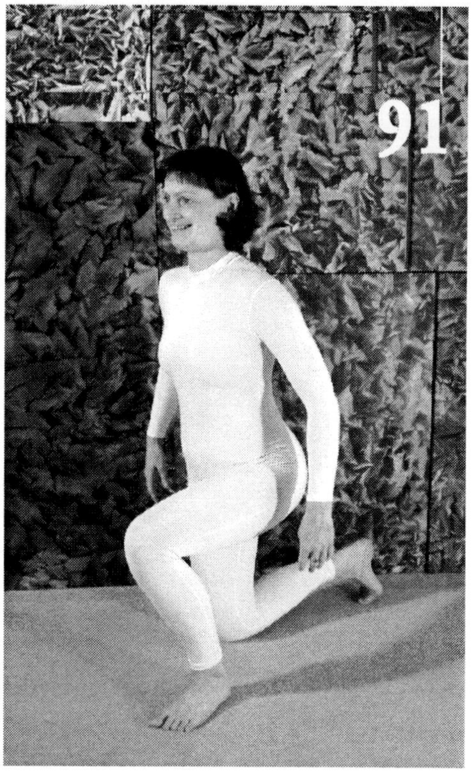

Ausgangsposition:
Knien Sie sich auf das rechte Knie. Stellen Sie den linken Fuß vor den Körper. Der Oberkörper ist aufrecht, Sie blicken ins Weite. Die Arme hängen gelöst neben dem Körper (91).

Atmen Sie jetzt ruhig ein.

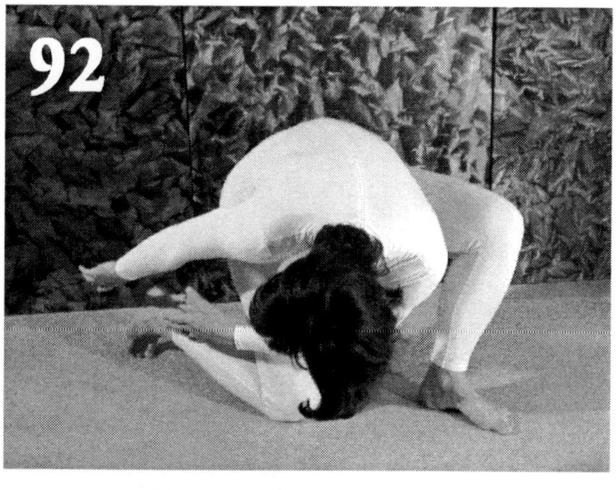

Ausatmen:
Beginnen Sie auszuatmen. Zeitversetzt drehen Sie den Rumpf abwärts zur rechten Seite. Die Arme und der Kopf folgen dieser Rumpfdrehung. Blicken Sie hinten ins Weite (92, 93).

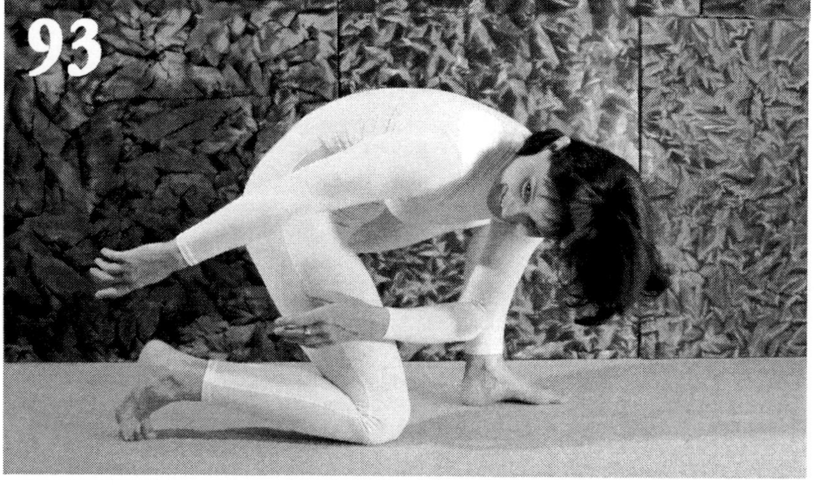

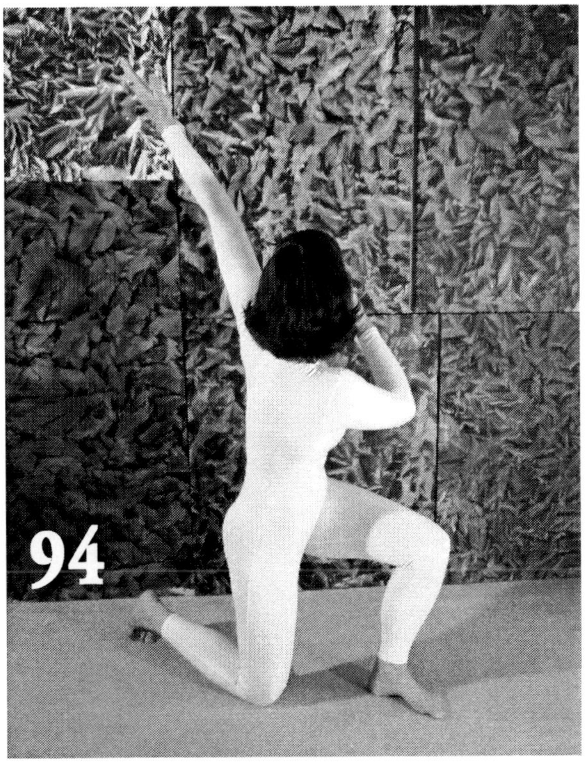

94

Einatmen:
Beginnen Sie einzuatmen. Zeitversetzt drehen Sie den Rumpf zur anderen Seite. Die Arme folgen dieser Bewegung. Strecken Sie langsam den linken Arm nach hinten oben und folgen Sie mit dem Blick der linken Hand (94, 95).

Ausatmen:
Atmen Sie langsam aus, gleichzeitig drehen Sie den Rumpf wieder nach rechts unten (92).

Führen Sie die Form mindestens 6 x aus. Begeben Sie sich dann beim Ausatmen in die Ausgangsposition (91). Knien Sie sich diesmal auf das linke Knie. Stellen Sie den rechten Fuß vor den Körper. Atmen Sie ruhig 1-2 x ein- und aus.

Atmen sie jetzt ein.

Ausatmen:
Beginnen Sie auszuatmen. Zeitversetzt drehen Sie den Rumpf abwärts zur linken Seite. Die Arme und der Kopf folgen dieser Rumpfdrehung. Blicken Sie hinten ins Weite.

Einatmen:
Beginnen Sie einzuatmen. Zeitversetzt drehen Sie den Rumpf zur anderen Seite. Die Arme folgen dieser Bewegung. Strecken Sie langsam den rechten Arm nach hinten, und folgen Sie mit dem Blick der rechten Hand.

Ausatmen:
Atmen Sie langsam aus, gleichzeitig drehen Sie den Rumpf wieder nach links unten.

Führen Sie die Form ebenfalls mindestens 6 x aus.

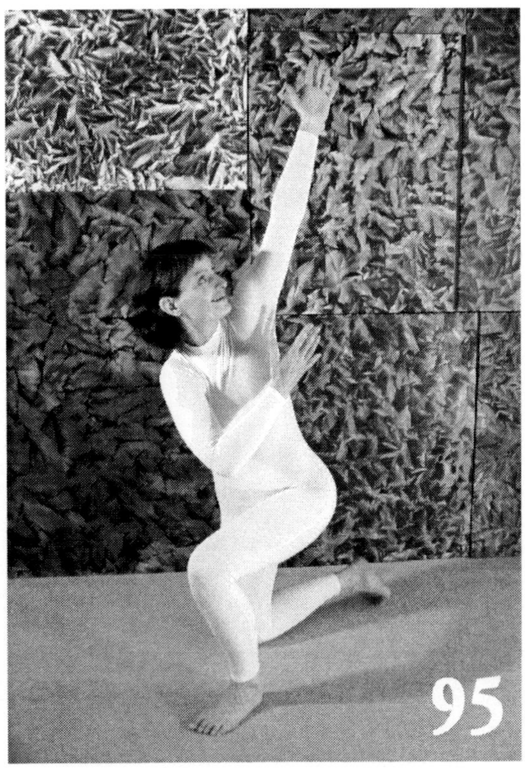

95

23 Tanzender Harlekin

Ausgangsposition:
Bewegen Sie die Füße schulterbreit auseinander. Drehen Sie die Zehen etwas nach außen. Beugen Sie leicht die Knie, und lassen Sie die Arme neben dem Körper gelöst hängen.

Einatmen:
Beginnen Sie einzuatmen. Zeitversetzt heben Sie die linke Ferse hoch. Die Knie bleiben gebeugt. Bewegen Sie gleichzeitig die rechte Schulter runter und die rechte Hüftseite hoch. Rechte Schulter und rechte Hüftseite bewegen sich also aufeinander zu. Der Kopf neigt sich zur rechten Seite. Bewegen Sie die Hände vor dem Oberkörper so, als ob Sie einen imaginären großen leichten Ball berühren. Die rechte Hand berührt dabei unten den imaginären Ball (96).

Ausatmen:
Beginnen Sie auszuatmen. Zeitversetzt wiederholen Sie diesen Bewegungsablauf ohne Unterbrechung auf der linken Seite (97). Tanzen Sie von einer Seite zur anderen.

Atmen Sie also auf der einen Seite ein und auf der anderen Seite aus.

Wechseln Sie nach einigen Malen zu folgendem Ablauf: Atmen Sie nach links hin ein und nach rechts hin aus.

Wichtig: Der Kopf folgt der Schulterbewegung nach unten.

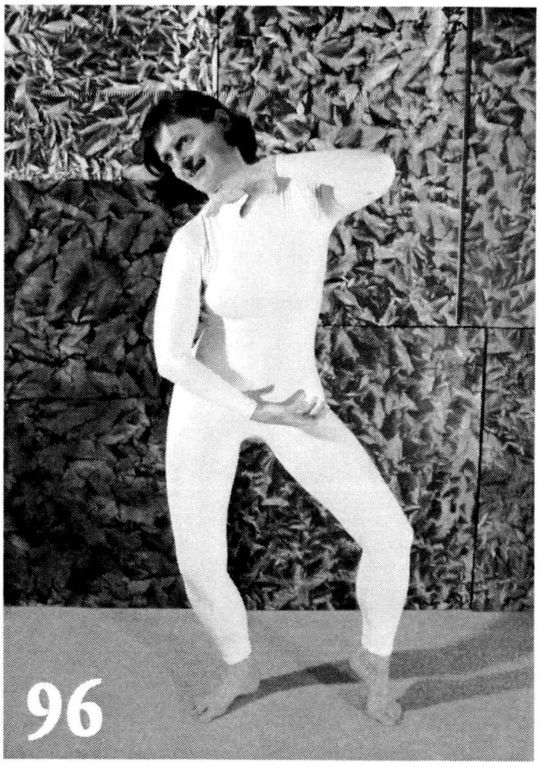
96

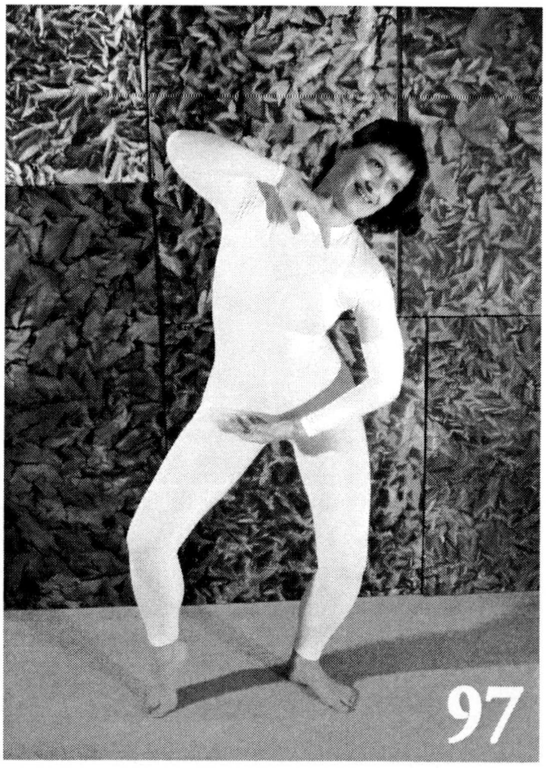
97

24 Unendliche Hüftwelle

Ausgangsposition:
Bewegen Sie die Füße schulterbreit auseinander. Drehen Sie die Zehen etwas nach außen. Beugen Sie leicht die Knie. Winkeln Sie die Ellbogen an. Blicken Sie geradeaus ins Weite.

Ein- und Ausatmen:
Bewegen Sie die Hüfte entlang einer imaginären liegenden Acht. Die Ellbogen folgen der Hüftwelle mit einer Bewegung ähnlich der des Kraulens.

Bewegen Sie die Hüfte wellenartig nach links, so hebt sich die rechte Ferse vom Boden ab und umgekehrt (98, 99).

Wenn Sie die Hüfte wellenartig zu einer Seite bewegen, atmen Sie ein, wenn Sie die Hüfte zur anderen Seite bewegen, atmen Sie aus. Passen Sie die Geschwindigkeit der Hüftwelle Ihrer individuellen Ein- und Ausatmungsdauer an. Die Atmung gibt den Takt an.

Führen Sie die Hüftwelle mindestens 2 Minuten aus.

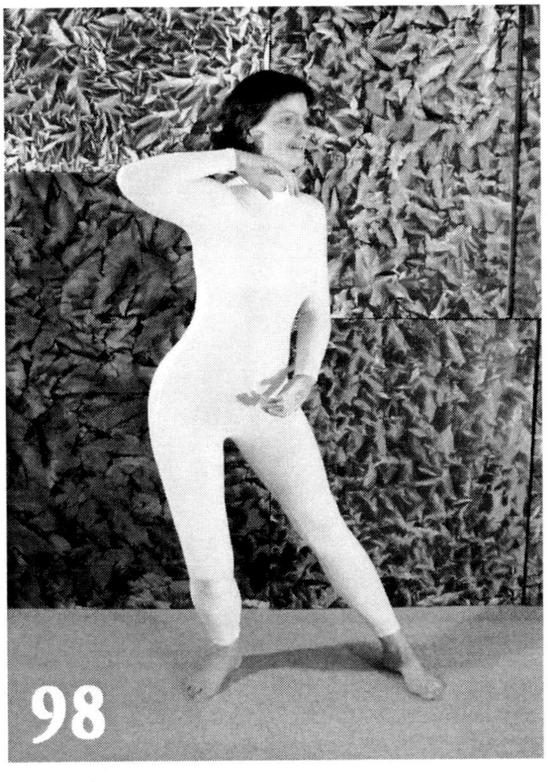

98

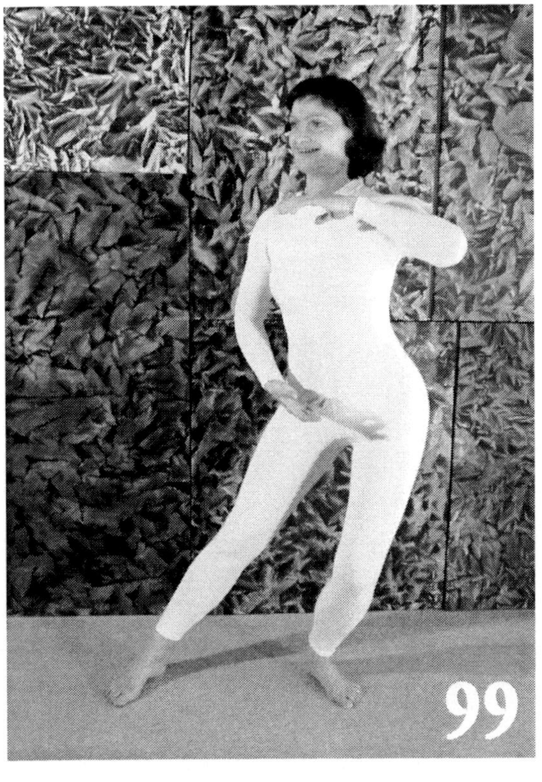

99

25 Zwerchfell schwingen lassen

Bevor Sie mit dieser Form beginnen: Schließen Sie die Augen. Stellen Sie sich das Zwerchfell vor. Welche Form hat es, an welchen Knochen haftet es? In welche Richtung bewegt es sich normalerweise beim Ein- bzw. Ausatmen? Können Sie sich das Zwerchfell nicht vorstellen, dann sehen Sie es sich auf S. 87 genau an, und lesen Sie auf S. 15 Frage 10 - Welche Funktion erfüllt das Zwerchfell?

Ausgangsposition:
Stellen Sie die Füße etwas mehr als schulterbreit auseinander. Schließen Sie die Hände zu losen Fäusten. Stellen Sie sich vor, Sie führen vor dem Bauch die imaginären Zügel eines Pferdes. Die Daumen berühren die Zeigefingerkuppen. Blicken Sie geradeaus ins Weite.

Bewegen Sie sich auf - und abwärts. Konzentrieren Sie sich dabei auf die Zwerchfellregion.

Beim Abwärtsbewegen lassen Sie die Luft durch die leicht geöffneten Lippen entweichen (100, 101). Beim Aufwärtsbewegen lassen Sie Luft durch die leicht geöffneten Lippen einströmen (102, 103). Spüren Sie wie das Atmen durch das Auf- und Ab des Körpers erleichtert wird. Finden Sie Ihren eigenen Auf- und Ab- Rhythmus.

Wird ihnen anfangs schwindelig, legen Sie eine Pause ein, gehen Sie ein wenig hin und her, oder legen Sie sich auf den Rücken und atmen einige Male tief und langsam. Sie sollten auf keinen Fall stehen bleiben und sich in den Schwindel hineinsteigern. Erinnern Sie sich: die Atmung bestimmt das Tempo, nicht die Auf- und Abwärtsbewegungen des Körpers.

Führen Sie die Form mindestens eine Minute lang durch.

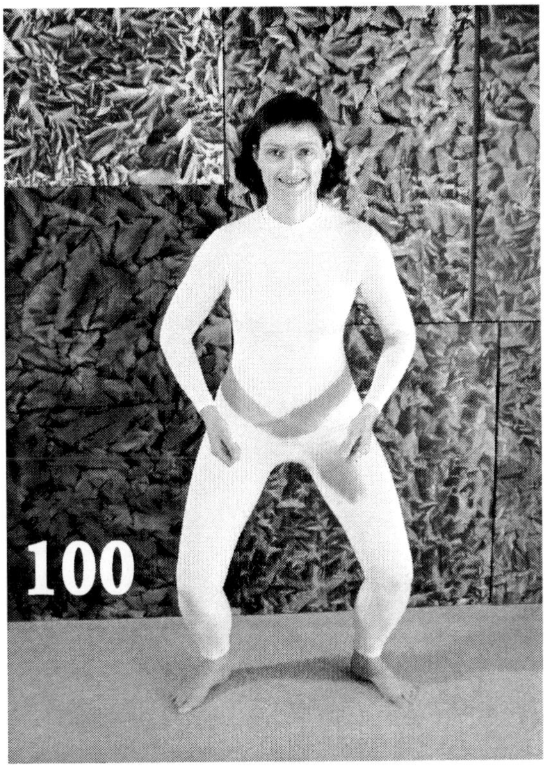
100

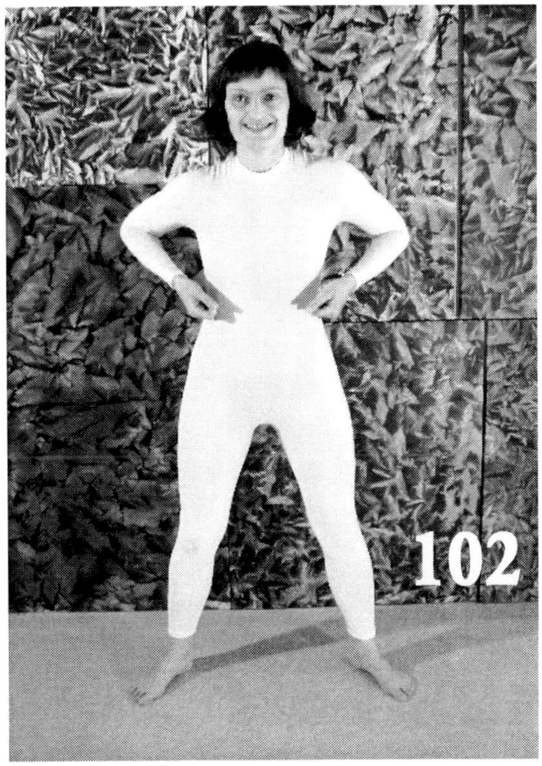
102

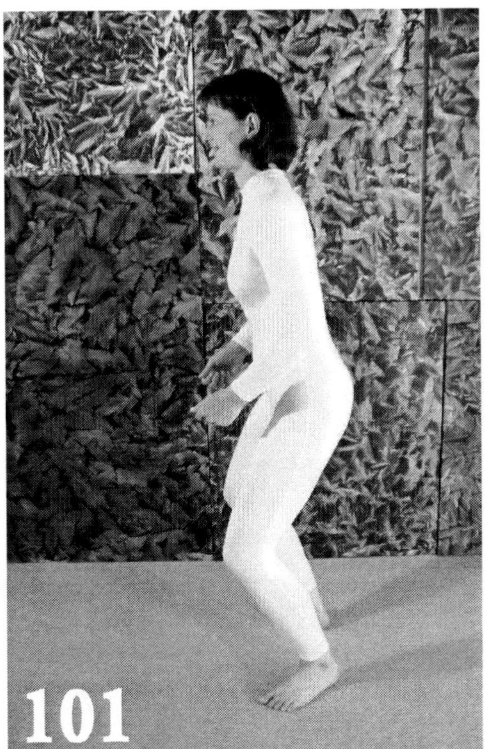
101

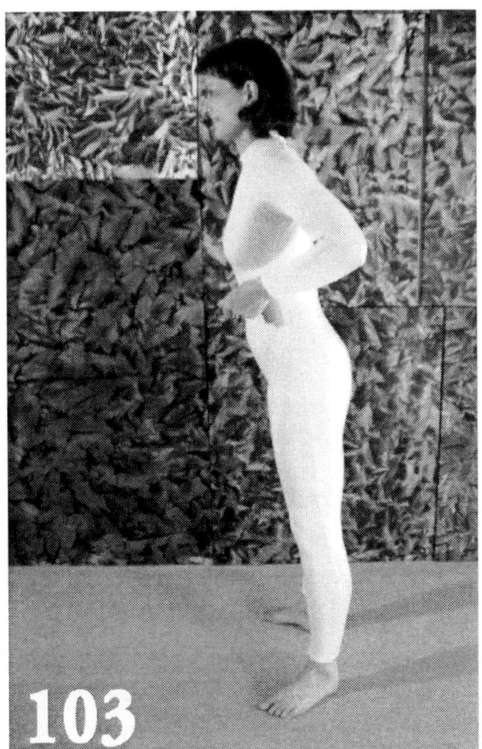
103

Zum Abschluss noch einige Hinweise

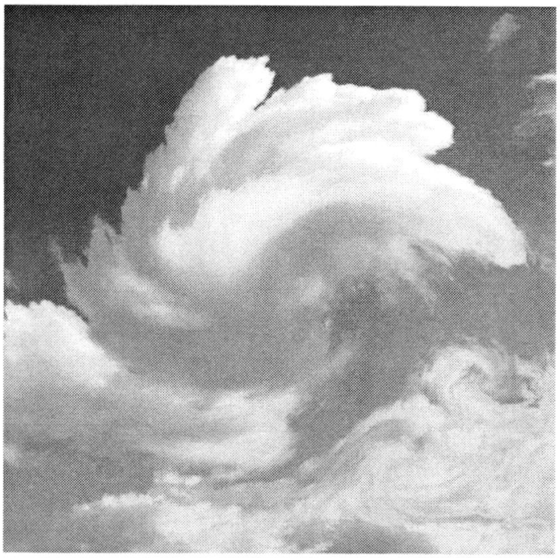

Sie brauchen die Vorbereitungs- und Trainingsformen nicht in der vorgegebenen Reihenfolge ausführen. Improvisieren Sie, wenn Sie nicht in der Stimmung sind, sich einer vorher festgelegten Formenreihe zu widmen.

Kombinieren Sie einfache Formen mit komplexeren Formen: so wirkt das Training geistig anregend und nie eintönig. Wählen Sie die Formen anhand Ihrerer momentanen Fähigkeiten und Bedürfnisse; sie werden sich durch regelmäßiges Training verbessern und vermehren.

Die Erfahrung hat allerdings gezeigt, dass das gesamte Training nach folgendem Modell erfolgreicher wird: Beginnen Sie mit „Räkeln und strecken wie eine Katze". Laufen oder hüpfen Sie sich dann einige Minuten auf der Stelle warm oder „Ringen Sie mit dem Boden". Die darauffolgenden Formen werden erheblich leichter, angenehmer, und der Spaß am Improvisieren wird mit der Zeit mehr und mehr wachsen.

Hier ein Improvisationsbeispiel:

Nach dem Aufwärmen beginnen Sie mit den Dehn-Anspannungsformen. Wählen Sie dann mindestens zwei andere Trainingsformen nach Belieben, und beenden Sie mit der „Unendlichen Hüftwelle", dem „Ringen mit dem Boden" oder „Räkeln und strecken in Bewegung".

Falls Sie über wenig Zeit verfügen, räkeln und strecken Sie sich wie eine Katze, hüpfen Sie sich warm, und gehen Sie anschließend zu den Dehn-Anspannungsformen über.

Kapitel 3
Anatomische Abbildungen

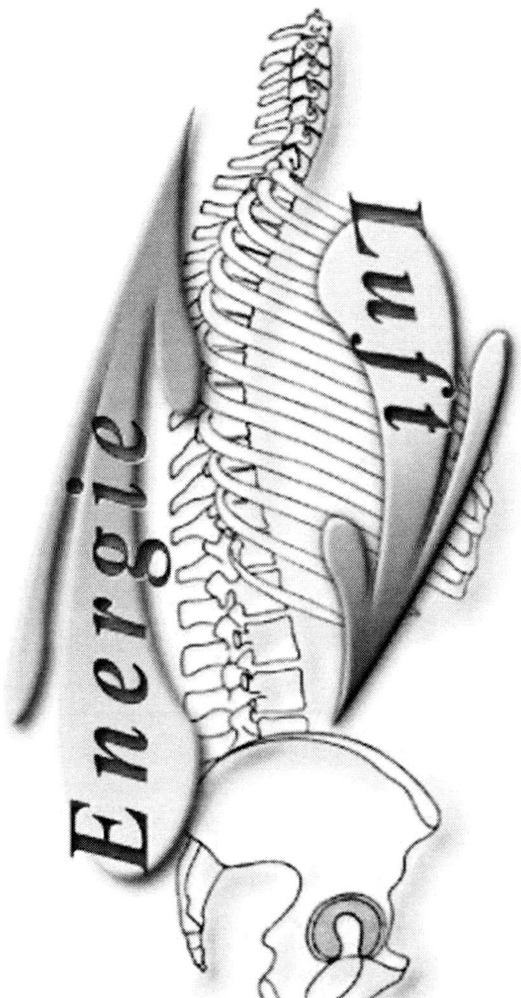

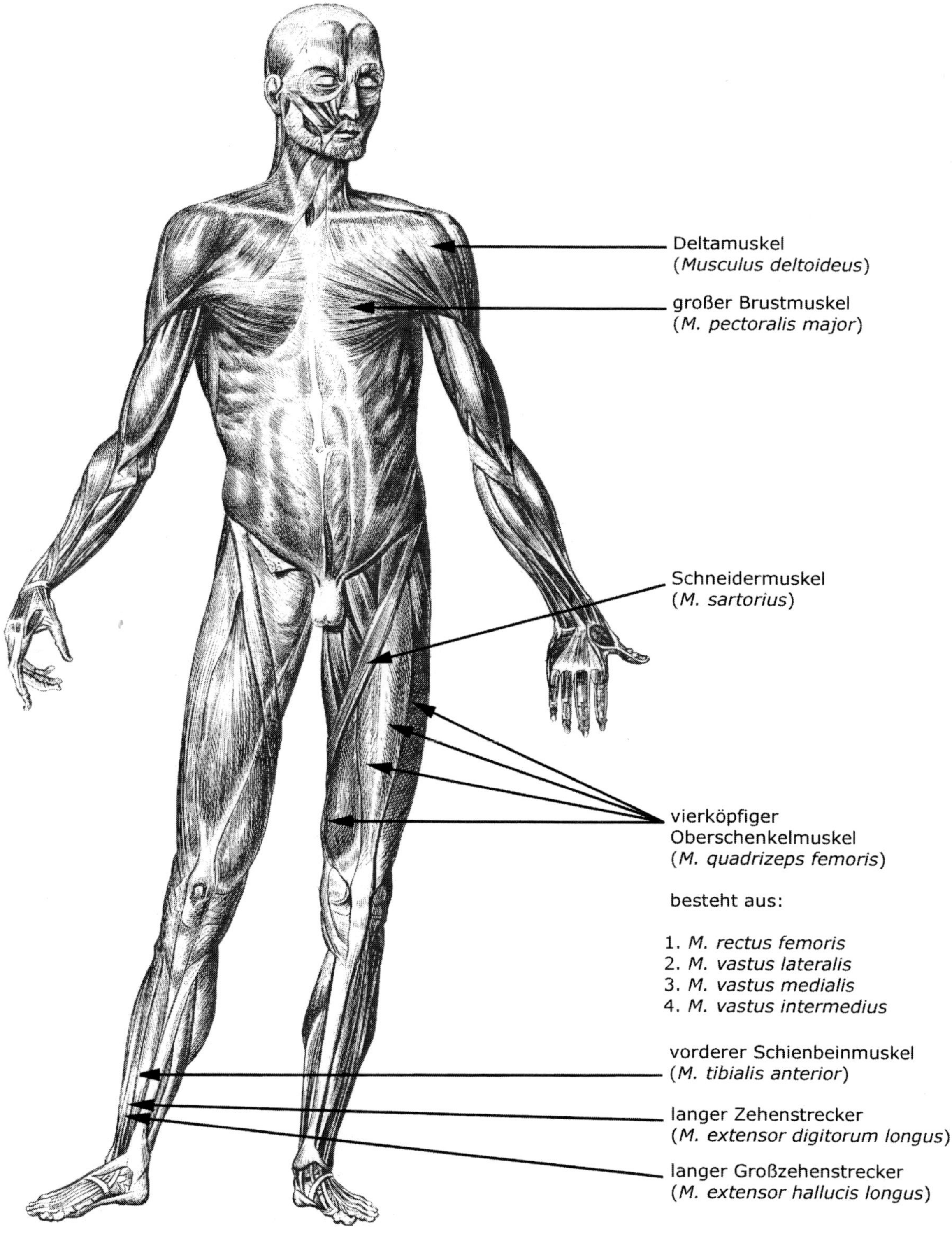

Vorderansicht - obere Muskelschicht

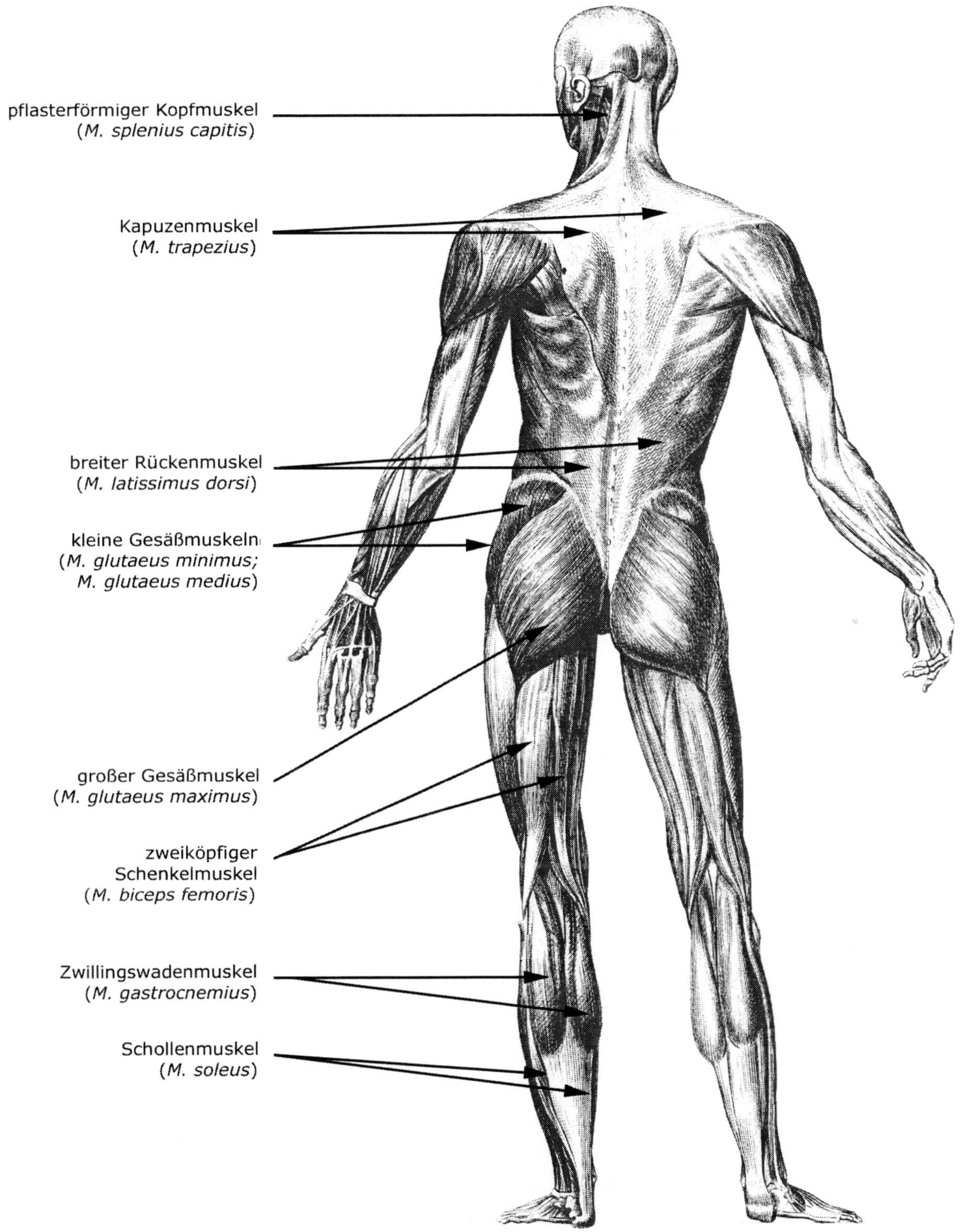

Rückansicht - obere Muskelschicht

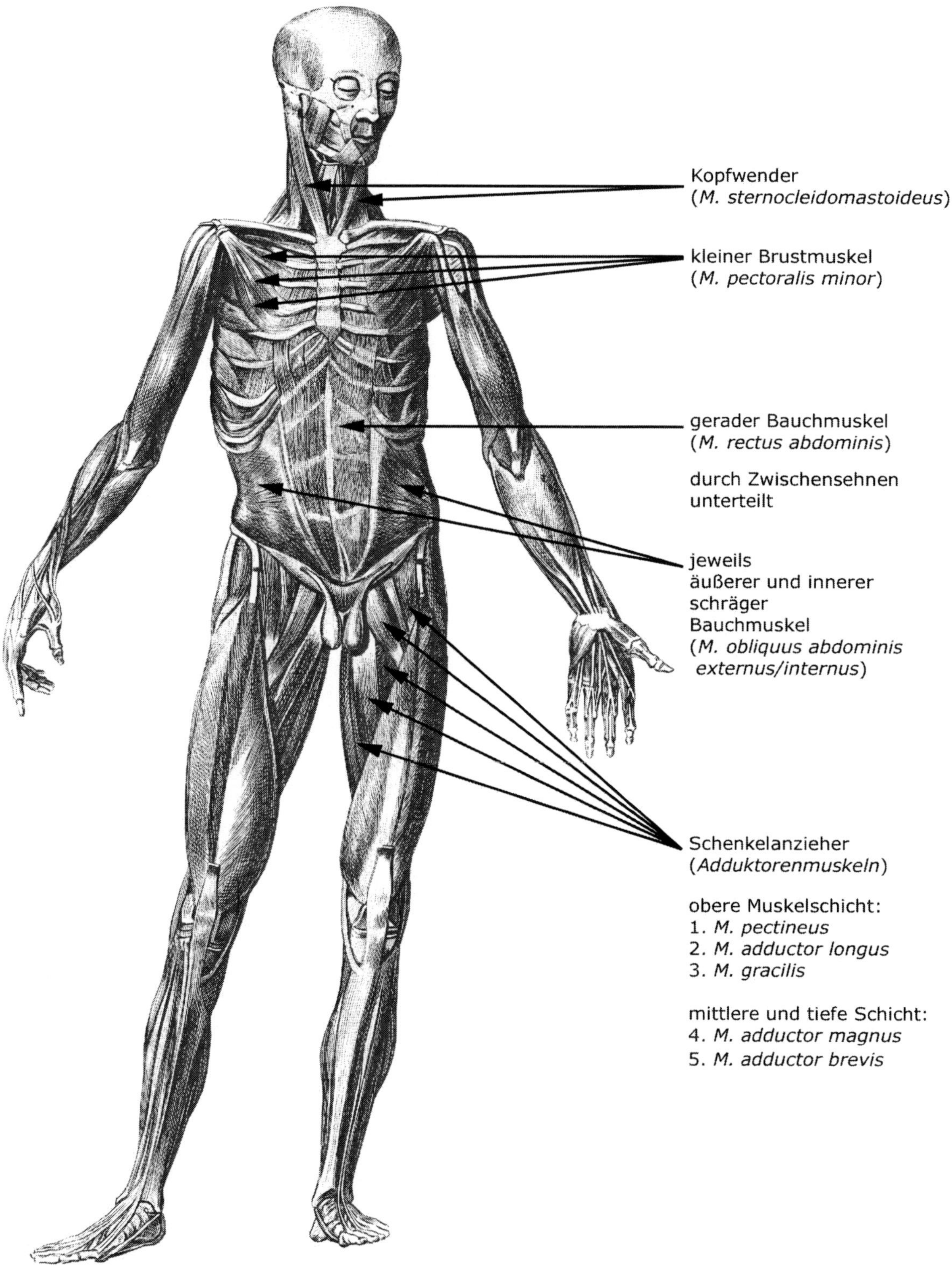

Vorderansicht - mittlere Muskelschicht

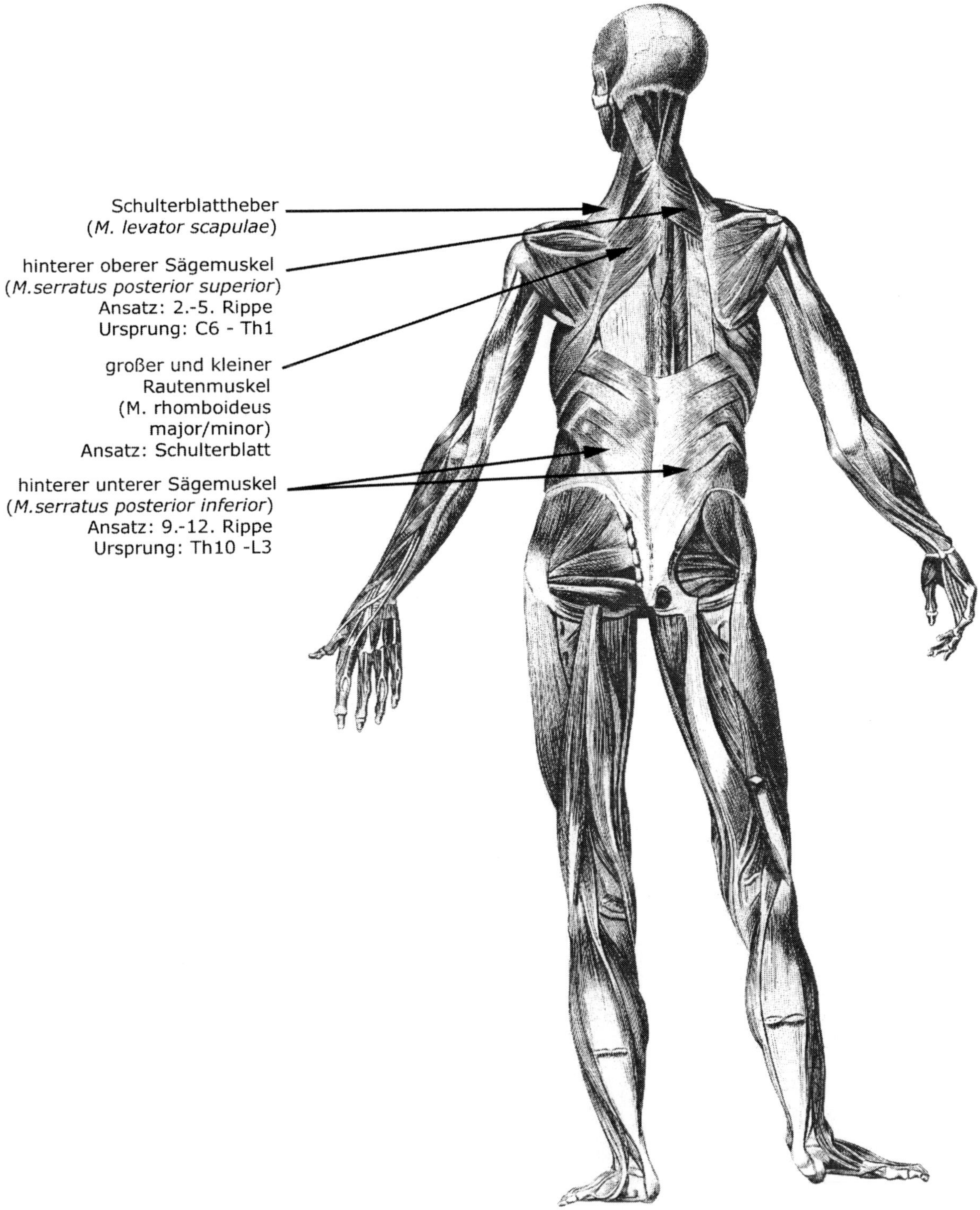

Rückansicht - mittlere Muskelschicht

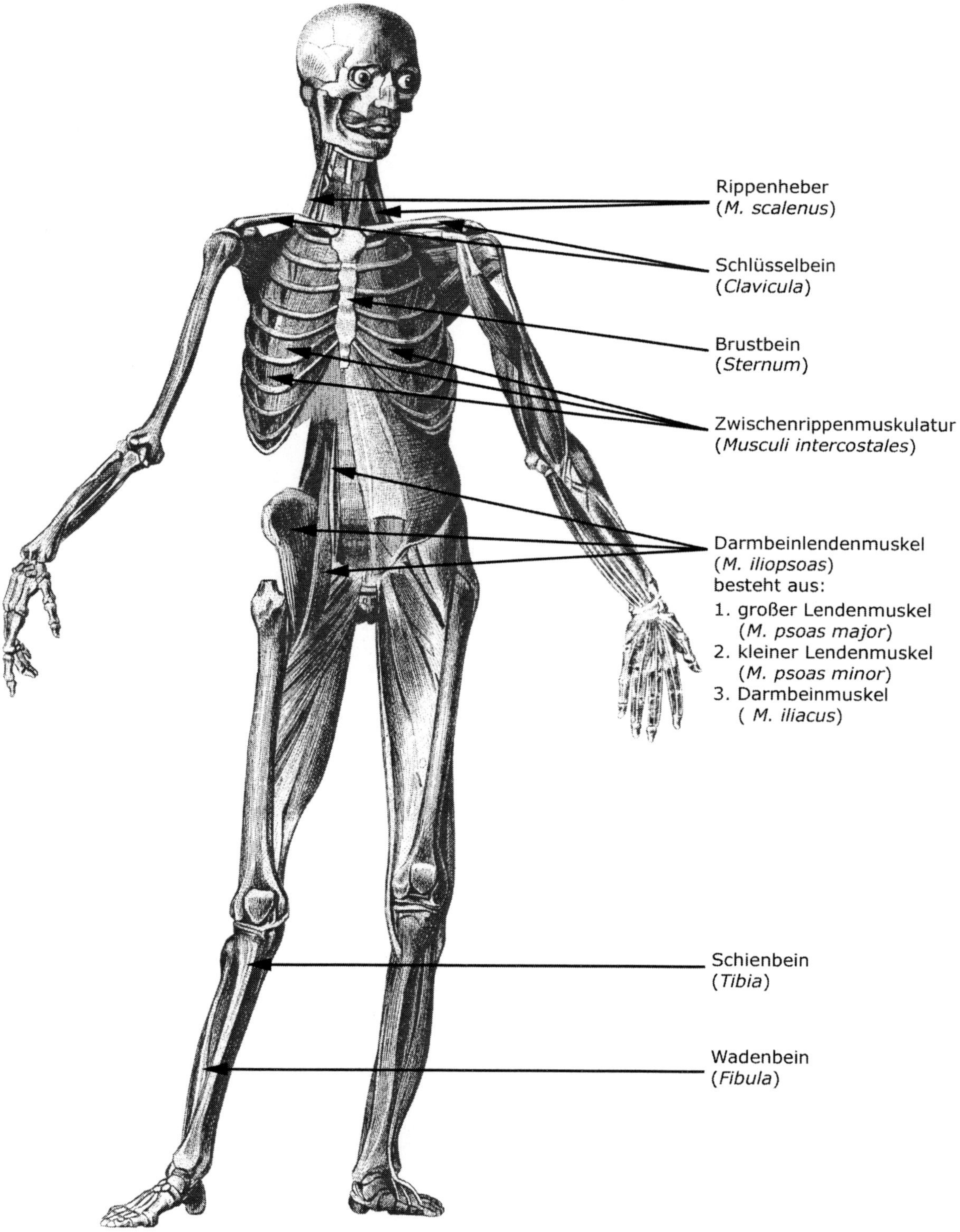

Vorderansicht - tiefe Muskelschicht

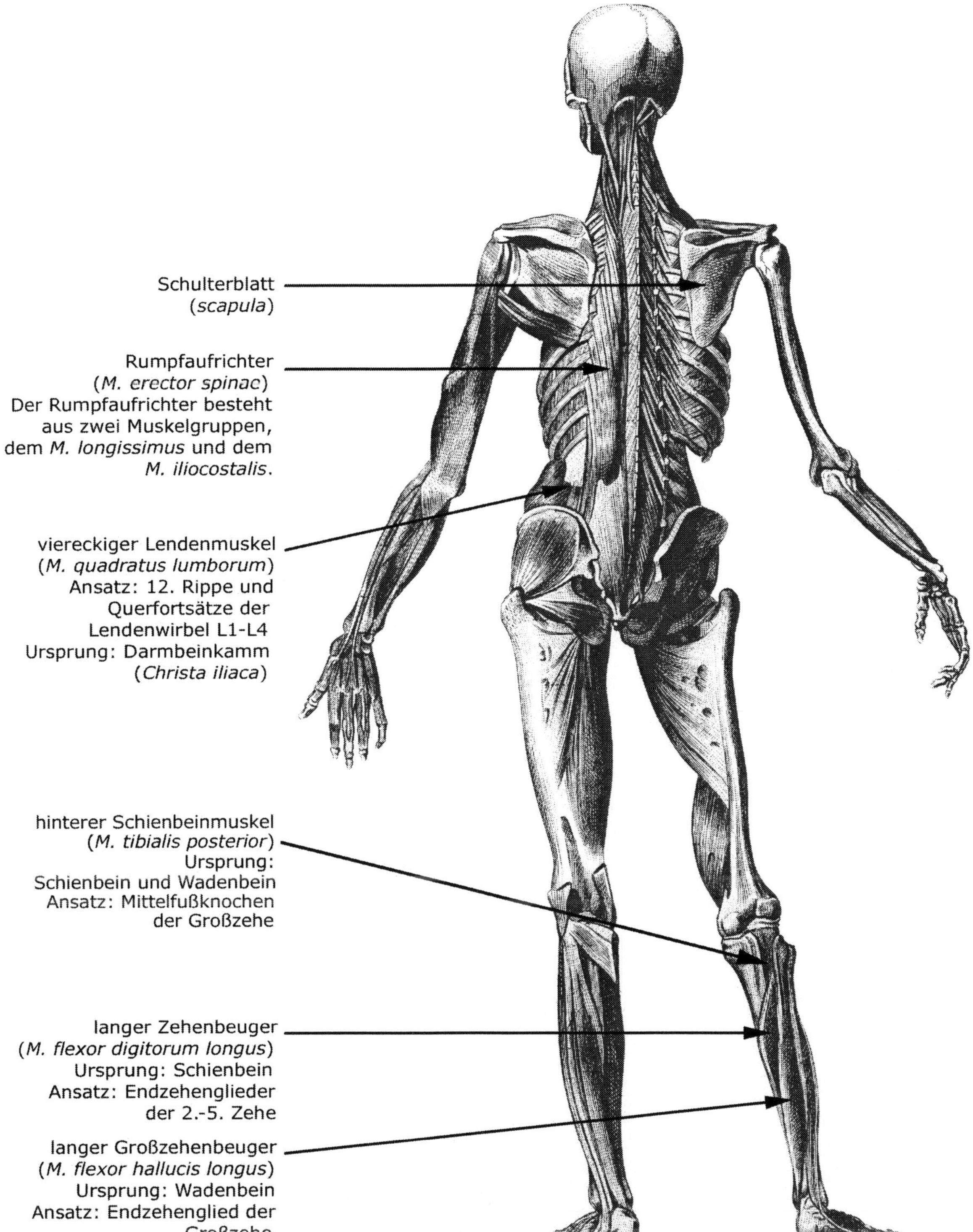

Rückansicht - tiefe Muskelschicht

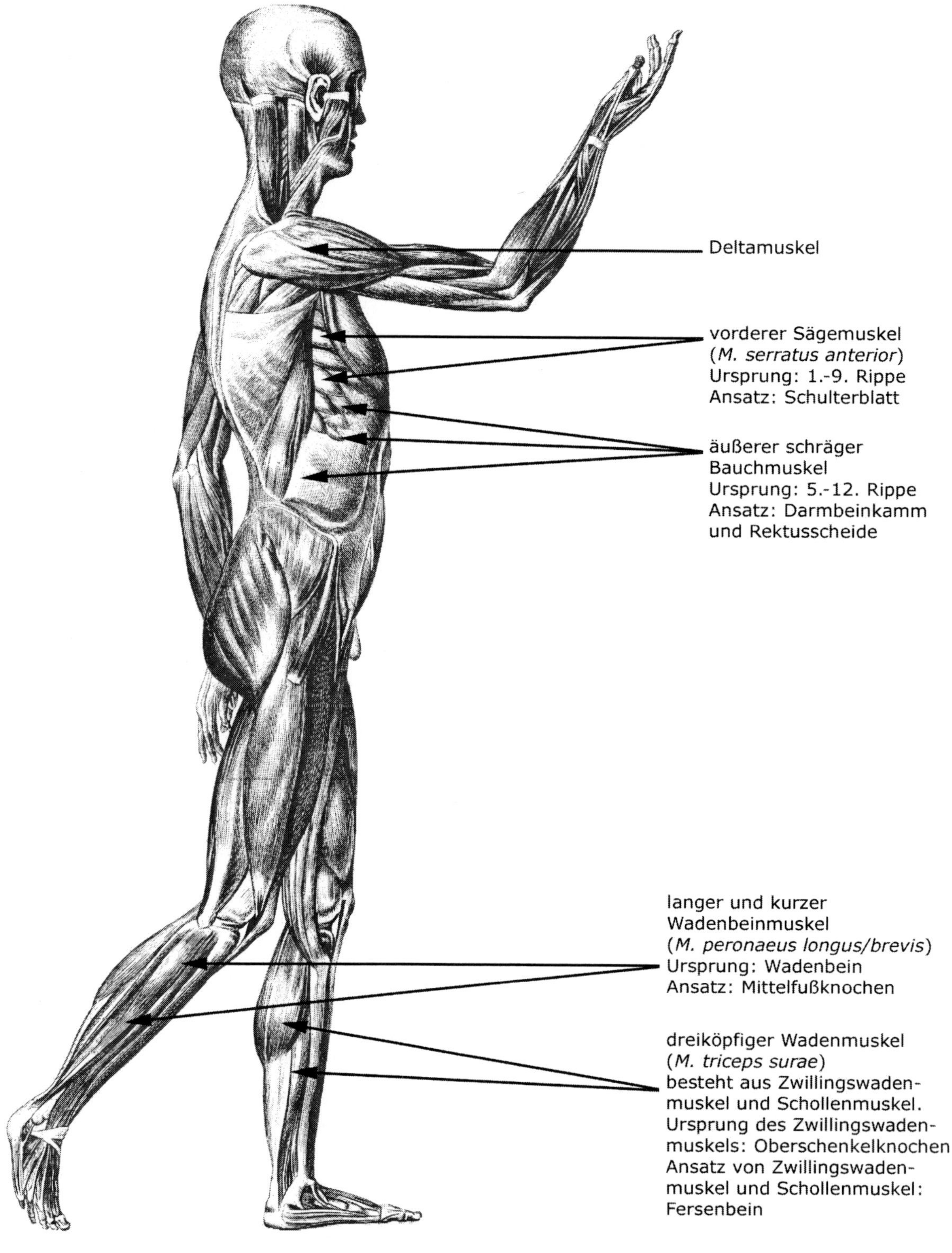
Deltamuskel
vorderer Sägemuskel
(*M. serratus anterior*)
Ursprung: 1.-9. Rippe
Ansatz: Schulterblatt
äußerer schräger
Bauchmuskel
Ursprung: 5.-12. Rippe
Ansatz: Darmbeinkamm
und Rektusscheide
langer und kurzer
Wadenbeinmuskel
(*M. peronaeus longus/brevis*)
Ursprung: Wadenbein
Ansatz: Mittelfußknochen
dreiköpfiger Wadenmuskel
(*M. triceps surae*)
besteht aus Zwillingswaden-
muskel und Schollenmuskel.
Ursprung des Zwillingswaden-
muskels: Oberschenkelknochen
Ansatz von Zwillingswaden-
muskel und Schollenmuskel:
Fersenbein

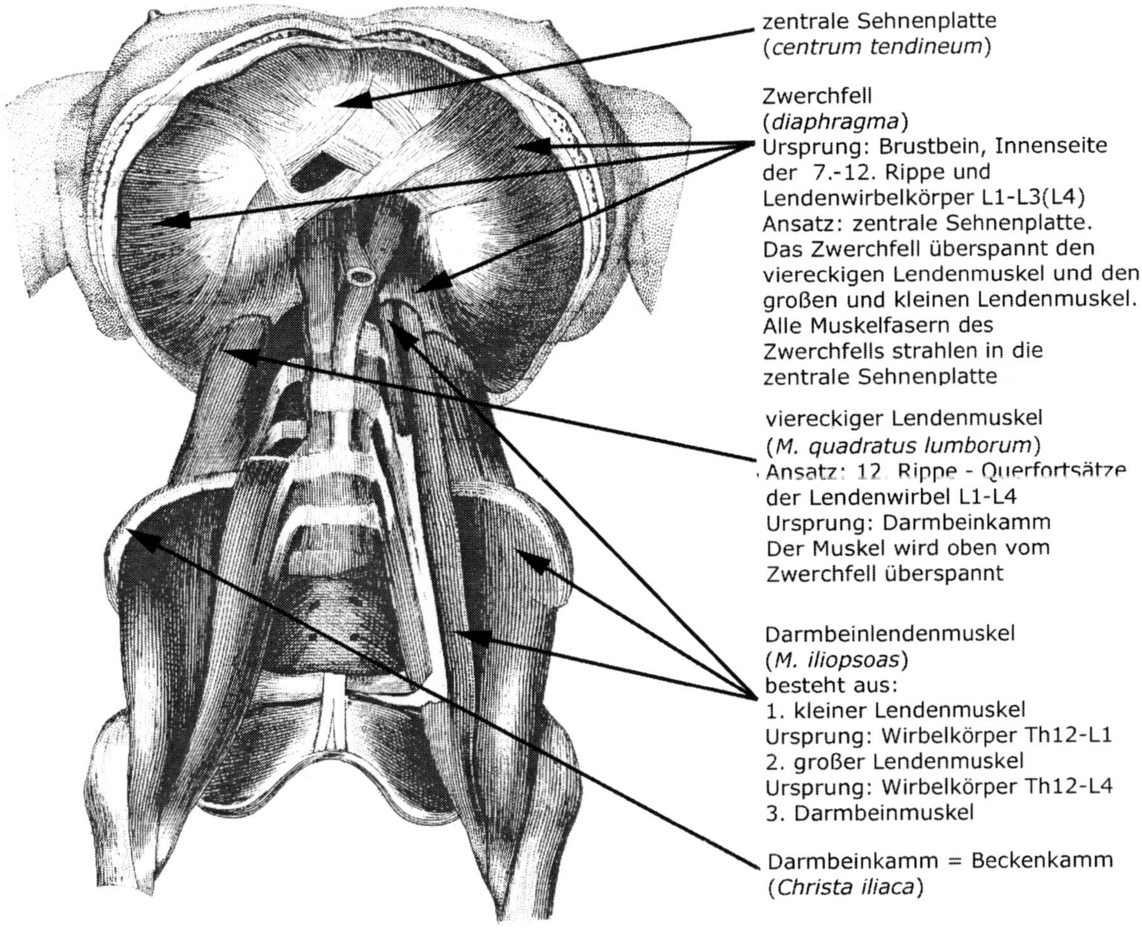

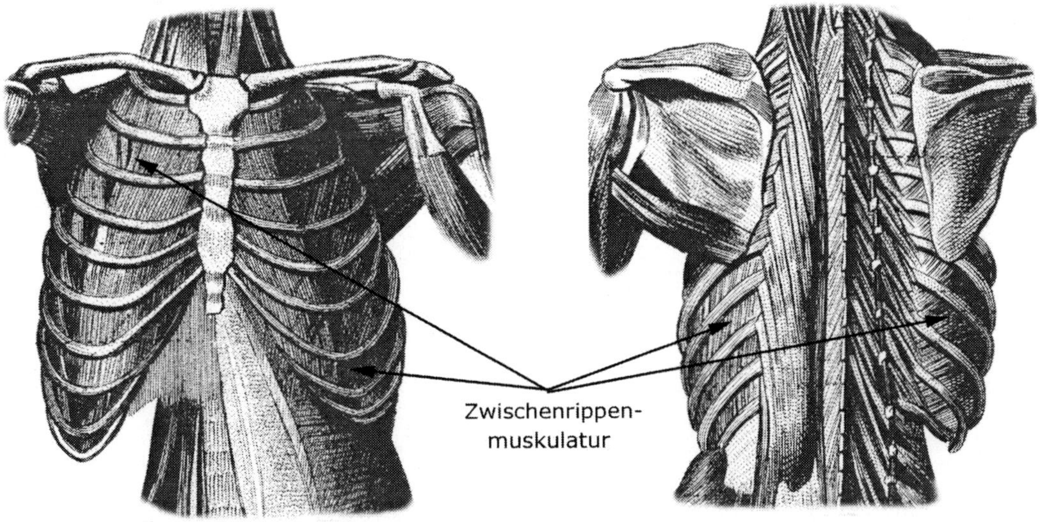

Bei jedem Atemzug bewegen sich die Rippen auf - und abwärts. Die Rippen sind mit den Brustwirbeln verbunden. Jeder Atemzug beeinflußt daher direkt die Wirbelsäule.

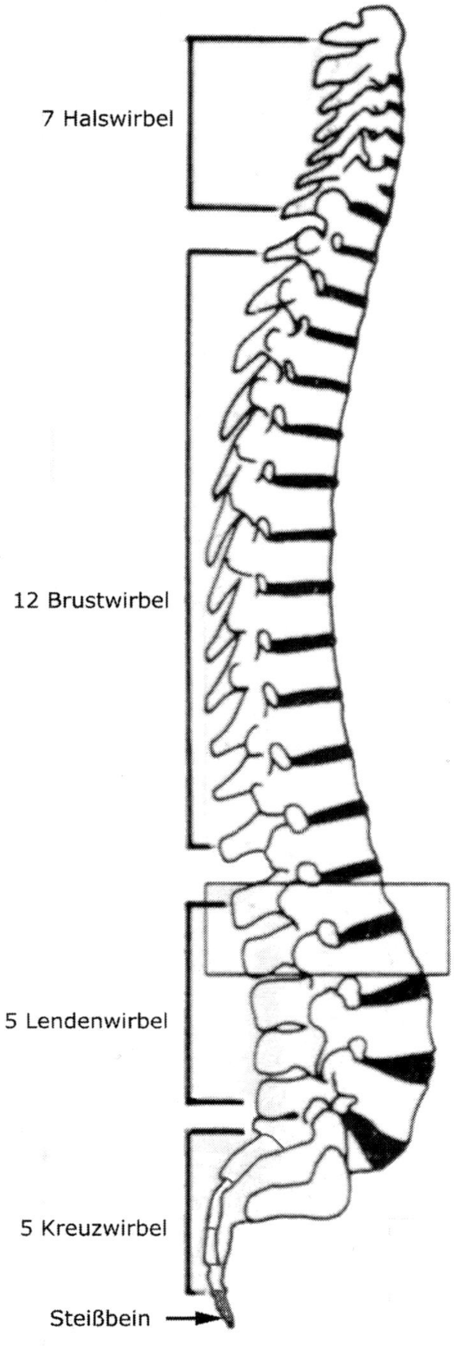

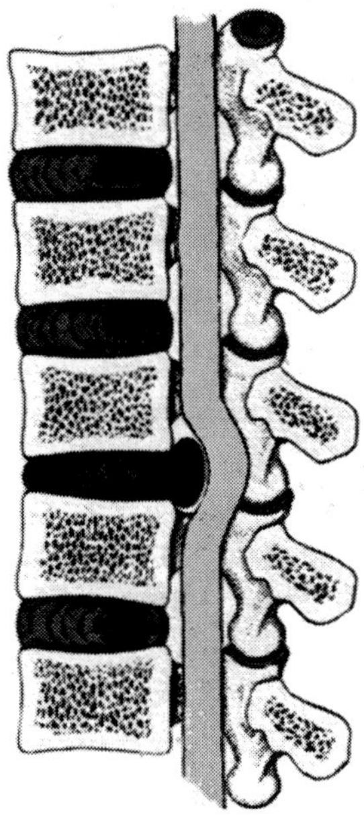

Eine herausgequollene Bandscheibe
drückt auf das Rückenmark

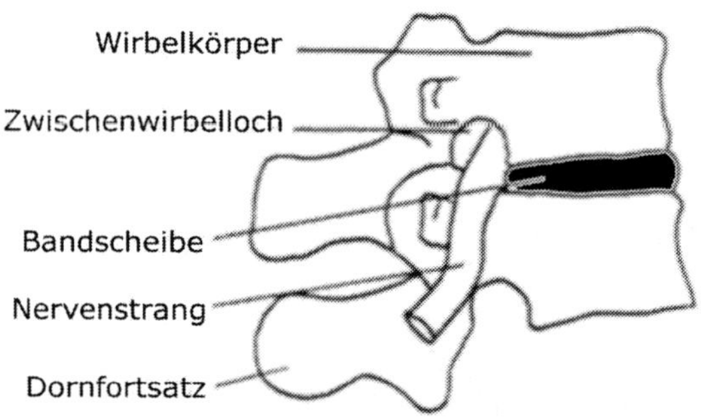

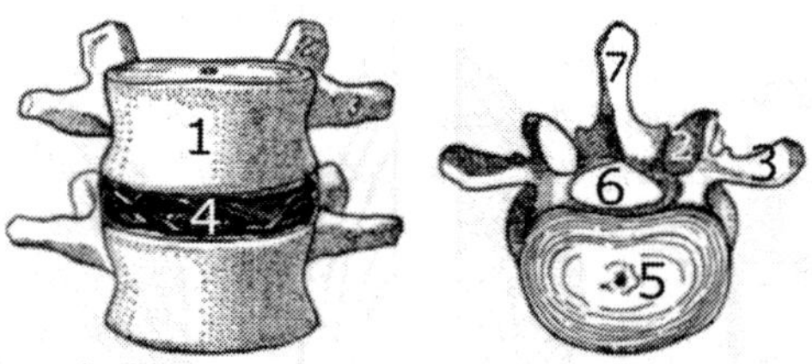

Bandscheibe von vorn von oben

1 Wirbelkörper, 2 Gelenkfortsatz
3 Querfortsatz, 4 Bandscheibe, 5 Gallertkern,
6 Wirbelkanal (=Zwischenwirbelloch)
7 Dornfortsatz

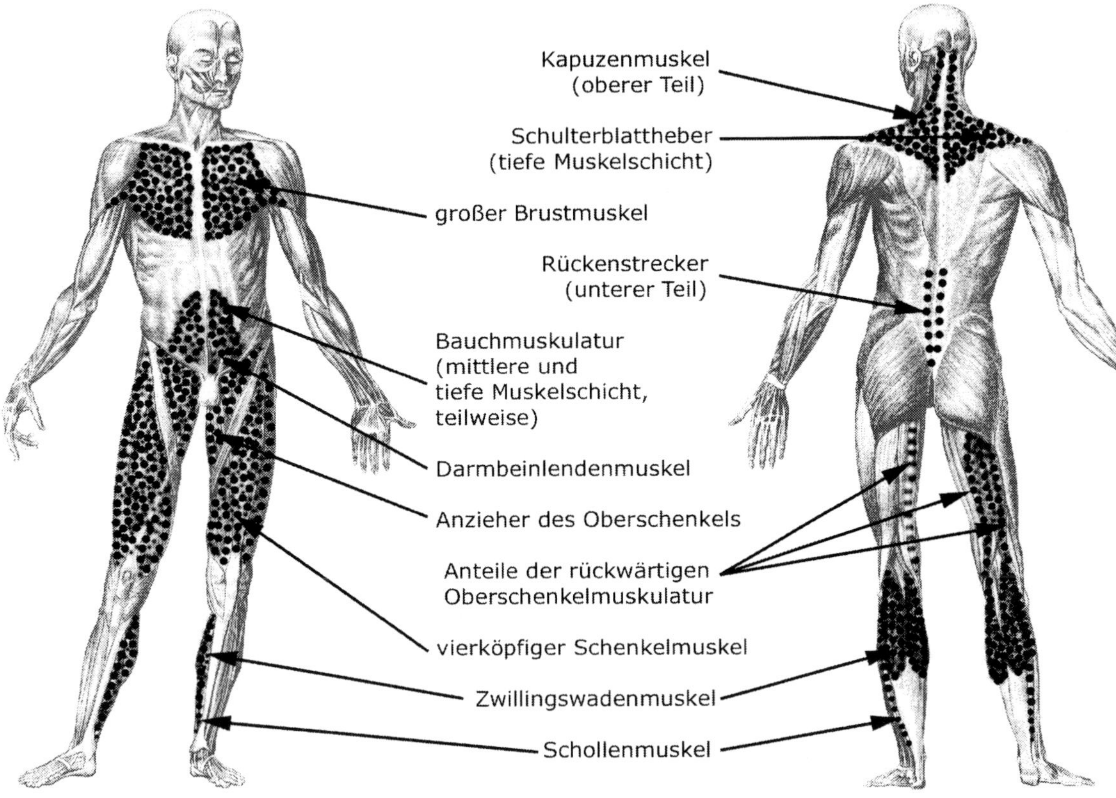

Muskeln, die zur Verkürzung neigen

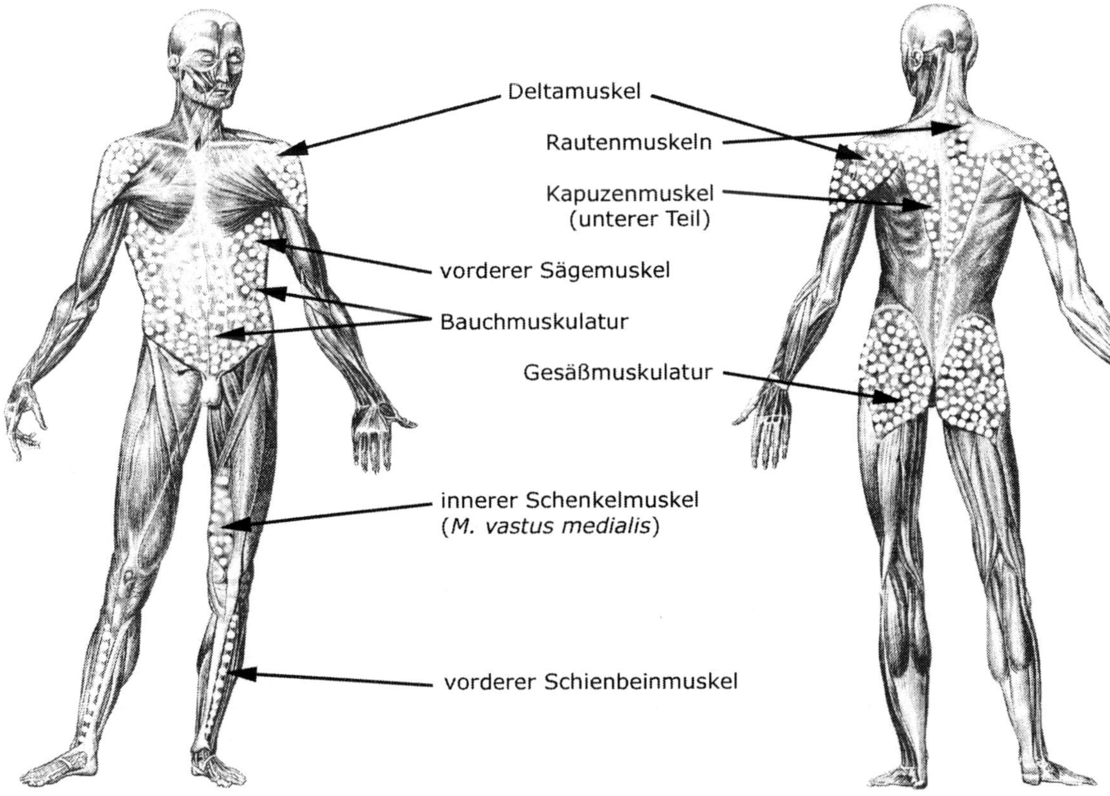

Muskeln, die zu Abschwächung neigen

Kapitel 4
Erfahrungsberichte

Katja C., Hamburg, April 2003
31 Jahre alt, Umweltingenieurin, ehemalige Leistungssportlerin (Badminton, Kajak)

Wieder ein Mittwoch geht vorüber, es ist 21.30 Uhr und ich sitze zuhause auf dem Sofa und genieße einen Abend ohne Schmerzen! Seit 6 Wochen mache ich jetzt schon deinen Rückenschulkurs. Am Anfang dachte ich noch „Oooh neee, ich mag keine Rückenschulkurse mehr ...!!" Das war bevor ich deinen Kurs tatsächlich besucht hatte! Aber nun mal ganz von vorne.

Seit einigen Jahren leide ich nun bereits unter Rückenschmerzen. Zum einen im Halswirbelbereich, aber auch in den letzten Jahren verstärkt im Lendenwirbelbereich - man wird eben nicht jünger ...! Ich bin in den vergangenen Jahren durch so einige Rückenschulkurse geschleust worden. Als ich jedoch den Titel deines Kurses sah, war mir klar: dieser Kurs verspricht genau das, wonach ich schon länger suchte: „Eine erfolgsorientierte Rückenschule!"

Nach den ersten paar Abenden merkte ich einfach nur, wie gut es tatsächlich tat, etwas zu tun ohne sich dabei auf den Rücken zu konzentrieren. Jetzt begriff ich das Motto deiner Erfolgsorientierten Rückenschule: Vergesse deinen Rücken! Mit diesen Worten hast du deinen Kurs begonnen. Weißt du noch?! Meine Schmerzen nahmen von Mal zu Mal immer mehr ab und heute weiß ich schon gar nicht mehr so genau was Rückenschmerzen eigentlich sind. Dein Kurs war also nicht nur sehr aufheiternd, entspannend, und muskelmäßig intensiv, sondern er war auch ganz extrem erfolgreich!!! Es hat mir wahnsinnig viel Spaß gemacht mit dir zu arbeiten. Der Mix von klassischer Bach Musik, klassischer Jazzmusik, schottischen und lateinamerikanischen Klängen, die einem jegliche Missstimmungen vergessen lassen, war einfach exzellent.

Ich bin dir super dankbar, dass du mir außerhalb der abgetrampelten Pfade der üblich barbarischen Rückenschulkurse einen Weg gezeigt hast. Die Schwierigkeit wird jetzt wohl nur darin bestehen, die Übungen welche du uns gezeigt hast, nun noch täglich (???) anzuwenden ... . Ich werde es auf jeden Fall versuchen - auch wenn es bestimmt einer Menge Selbstdisziplin bedarf, denn einen Rücken der wie meiner momentan keine Schmerzen verursacht, den vergisst man bestimmt gerne mal ....Danke.

Bärbel L., Hamburg, März 2003

Mir hat der Kurs viel gebracht. Meinen Rücken habe ich gut im Griff. Ich mache zuhause einige Übungen, leider nicht immer regelmäßig. Selbst beim Staubsaugen habe ich zur Zeit keine Probleme mehr, dies war ein großes Problem. Mit einigen Übungen musste ich mich erst anfreunden, da sie mit den üblichen Rückenübungen eben nicht vergleichbar sind. Andere wiederum brachten mir auf Anhieb richtig Spaß. Auf jeden Fall ist es gut zu wissen, dass, sobald sich der Rücken meldet, ich mir helfen kann. Mir hat der Kurs sehr viel Spaß gebracht, da Juliane Koch jederzeit für Fragen und Korrekturen bereit war. Ganz besonders fand ich, mit was für einer Freude Juliane dabei war. Ich freue mich jetzt schon auf ein Wiedersehen.

Martine C., Hamburg, März 2003
42 Jahre alt, Hausfrau, 2 Kinder.

Seit 1995 studiere ich Sozialarbeit in Hamburg. Zur Zeit sitze ich an meiner Diplomarbeit. Zusätzlich übe ich zwei ehrenamtliche Tätigkeiten aus: Elternverstreterin im Gymnasium meines Sohnes und Vorstandsarbeit in einem Frauenverein. Ich erledige alles auf dem Fahrrad. Diese Informationen halte ich für wichtig, um zu zeigen, dass ich einen gut erfüllten und oft belastenden Alltag habe. Körperlich wirkt sich das so aus, dass ich ständig unter Spannung bin, vor allem im Rücken. Als Ausgleich treibe ich täglich Sport unter anderem in einem großen Sportverein.

Meine „Sportfreundin" erzählte mir von dem Workshop „Erfolgsorientierte Rückenschule". Klar, wir meldeten uns sofort an. Ich besuchte bereits einen Rückengymnastikkurs, der zur selben Zeit, wie die Erfolgsorientierte Rückenschule stattfand. Der Kurs gefiel mir auch. Dennoch habe ich gleich Lust gehabt, etwas Neues auszuprobieren, etwas, dass mit dem Rücken zu tun hat. Nach dem ersten Treffen wurden sofort meine bisherigen Erfahrungen auf den Haufen geworfen. Ich war verwirrt und musste mich neu orientieren. Es ging darum, den Rücken zu vergessen, sich auf den Vorderrumpf zu konzentrieren und eine andere Gehweise zu erlernen. Nicht genug damit, Dehnungen praktizierten wir auf eine Weise, die in den von mir besuchten Sportkursen nie so durchgeführt wurden. Ich war eine „Anhängerin des Fersenganges", vor allem beim Joggen, was mir oft Schmerzen in den Kniegelenken verursachte. Jetzt werde ich beim Joggen ausprobieren, mit dem Vorderfuß aufzutreten. Ich bin gespannt auf das Ergebnis.

Zurück zu dem ersten Workshop-Abend. Ich brauchte ein paar Tage, um diese neue Herangehensweise zu verinnerlichen. Da ich einigermaßen offen und flexibel bin und nicht unbedingt an alten, schädlichen Gewohnheiten hafte, habe ich mich bemüht, nach ein paar Tagen das Geübte in meinem Alltag umzusetzen. Gut gefallen hat mir vor allem die bewusstere, tiefere Atmung ebenso wie die kurze flache Atmung, die ich je nach Situation einsetzen kann. Obwohl ich mich körperlich als fit betrachte, merkte ich bei den Übungsabenden schon bald, dass mir mindestens 3/4 meiner vorderen Muskulatur gar nicht bewusst waren, um die Übungen einigermaßen befriedigend durchzuführen. Das war ein Merkmal dafür, dass ich erst mal wahrnehmen muss, dass ich an dieser oder jener Stelle Muskeln habe, die ich bisher nicht mal geahnt hatte. Woher auch?

Der Workshop war sehr informativ. Und ich habe gerne mitgemacht. Ich habe erfahren, dass ich auch mit ruhigen Übungen meine Muskulatur auf eine sehr effektive Weise beanspruchen kann. Ich nehme meinen Körper neu wahr. Für diese reiche Erfahrung bedanke ich mich herzlich bei dir Juliane. Deine Art den Kurs zu leiten hat mir gefallen. Deine Erklärungen, Anregungen, die Wahl der Übungsmusik, deine Selbsterfahrungsberichte, deine fröhliche Stimmung, deine Offenheit und Bereitschaft weiter zu unterstützen, alles hat gestimmt. Diese Möglichkeit zu haben, präventiv etwas für mein Wohlbefinden und meine Gesundheit zu üben, ohne auf festen Rezepten zu beharren, einfach auszuprobieren und das regelmäßige Üben hat mich stärker gemacht, um den Alltag zu bewältigen.

Empfehlenswerte Seiten im Internet

http://www.erfolgsruecken.de .... Aktuelle Seminare, Kurse und Ausbildungen

http://www.eurotaichi.de .... gemeinnütziges European Institute for T'ai Chi Studies e.V.

http://www.shayuquan.de .... Hai Stil Taijiquan, entwickelt von Ömer Humbaraci

http://www.biokinematik.de .... Schmerzspezialist Dr. Packi

http://www.myoreflex.de .... Myo-Reflextherapie - zur Beseitigung muskulärer Dysbalance

http://www.bartleby.com/107/ .... ausgezeichnete Anatomie Dokumente

http://www.innerbody.com/htm/body.html ....Videofilme über das Innenleben des Menschen

http://kinesiotaping.de/watis.html .... neue Methode zum Dehnen verkürzter Muskeln

http://www.aeksh.de/shae/200302/h032031a.html ..Energetisch physiologisches Kinesio-Taping

http://itmr.org/com/cmo.htm .... Haltungs- und Bewegungsanalyse

Ausbildungen, Unternehmensseminare, Kurse, Urlaubsseminare ...

wer Interesse hat, in seinem Unternehmen Erfolgsorientierte Rückenschul-Seminare
durchführen zu lassen oder wer Interesse an einer Ausbildung hat
oder wer nach dem Durchlesen dieses Buches noch Fragen hat ....
der wende sich an das
European Institute for T'ai Chi Studies e.V. in Hamburg
Am Elisabethgehölz 9
20535 Hamburg
Telefon: 040 - 218 454

Wenn jemand vorgibt, kompetent in der Erfolgsorientierten Rückenschul - Methode zu sein beziehungsweise Sie diesbezüglich beraten zu können, verlangen Sie zunächst das Ausbildungs-Zertifikat. Die Tatsache, daß jemand Arzt, Chiropraktiker, Osteopath, Krankengymnast, Heilpraktiker, Yoga-Lehrer, Shiatsu-Lehrer oder in einer sonstigen medizinischen oder anderen Fachrichtung arbeitet, setzt nicht zwangsläufig Kompetenz in der Erfolgsorientierten Rückenschul - Methode voraus. Wir empfehlen Ihnen, sich über diese Methode nur von Personen beraten zu lassen, die vom European Institute for T'ai Chi Studies e.V. empfohlen werden.

DANK...

...an alle Mitglieder und Fördermitglieder unseres Instituts für die bereitwillige Unterstützung in der praktischen Forschungsphase. Unser Dank gilt ebenso den Teilnehmern bei Sportspaß e.V. in Hamburg. Ihre Fragen veranlassten uns, einige wichtige Punkte dieses Buches zu überdenken. Dank an unsere Nachbarn, die mancherlei nächtliches Trampeln (zwecks Forschung, versteht sich - denn Inspiration kommt wann und wo sie will) gutmütig geduldet haben. Besonderer Dank gilt: Claudia Kohlstock, für die unzähligen Probeaufnahmen; Susanne Montag, Tanzpädagogin, die nur anhand schriftlicher Beschreibungen, alle Bewegungsformen ausführte - und hier und da Beschreibungsmängel aufdeckte; Thomas Carlsen, der uns die gesamte Zeit mit Rat und Tat zur Seite stand. Last but not least: Karim und Selim Humbaraci, zur Zeit Studenten an der Kölner Sporthochschule, für einige kostbare Bemerkungen über den Wert wissenschaftlicher Theorien und Helena Humbaraci, deren Aerobic Fotos uns inspirierten.

NOTIZEN